De la phytothérapie créole

Samuel Chemla

De la phytothérapie créole

A partir d'une étude prospective de terrain

Presses Académiques Francophones

Impressum / Mentions légales

Bibliografische Information der Deutschen Nationalbibliothek: Die Deutsche Nationalbibliothek verzeichnet diese Publikation in der Deutschen Nationalbibliografie; detaillierte bibliografische Daten sind im Internet über http://dnb.d-nb.de abrufbar.

Alle in diesem Buch genannten Marken und Produktnamen unterliegen warenzeichen-, marken- oder patentrechtlichem Schutz bzw. sind Warenzeichen oder eingetragene Warenzeichen der jeweiligen Inhaber. Die Wiedergabe von Marken, Produktnamen, Gebrauchsnamen, Handelsnamen, Warenbezeichnungen u.s.w. in diesem Werk berechtigt auch ohne besondere Kennzeichnung nicht zu der Annahme, dass solche Namen im Sinne der Warenzeichen- und Markenschutzgesetzgebung als frei zu betrachten wären und daher von jedermann benutzt werden dürften.

Information bibliographique publiée par la Deutsche Nationalbibliothek: La Deutsche Nationalbibliothek inscrit cette publication à la Deutsche Nationalbibliografie; des données bibliographiques détaillées sont disponibles sur internet à l'adresse http://dnb.d-nb.de.

Toutes marques et noms de produits mentionnés dans ce livre demeurent sous la protection des marques, des marques déposées et des brevets, et sont des marques ou des marques déposées de leurs détenteurs respectifs. L'utilisation des marques, noms de produits, noms communs, noms commerciaux, descriptions de produits, etc, même sans qu'ils soient mentionnés de façon particulière dans ce livre ne signifie en aucune façon que ces noms peuvent être utilisés sans restriction à l'égard de la législation pour la protection des marques et des marques déposées et pourraient donc être utilisés par quiconque.

Coverbild / Photo de couverture: www.ingimage.com

Verlag / Editeur:
Presses Académiques Francophones
ist ein Imprint der / est une marque déposée de
OmniScriptum GmbH & Co. KG
Heinrich-Böcking-Str. 6-8, 66121 Saarbrücken, Deutschland / Allemagne
Email: info@presses-academiques.com

Herstellung: siehe letzte Seite /
Impression: voir la dernière page
ISBN: 978-3-8381-8848-5

UNIVERSITE DES ANTILLES ET DE LA GUYANE

FACULTE DE MEDECINE

ANNEE UNIVERSITAIRE 2010-2011

DE LA PHYTOTHÉRAPIE CREOLE EN GUADELOUPE
A PARTIR D'UNE ÉTUDE PROSPECTIVE DE TERRAIN

THESE

Présentée et soutenue publiquement à la Faculté de Médecine des Antilles et de la Guyane, et examinée par les Enseignants de la dite faculté

Le 02 Décembre 2010

Pour obtenir le grade de

DOCTEUR EN MEDECINE

Par

CHEMLA Samuel

Né le 27 Septembre 1977

à Paris

Examinateurs de la thèse :

- Monsieur Thierry David, Professeur des Universités-Praticien Hospitalier, Président du Jury
- Monsieur Eustase Janky, Professeur des Universités-Praticien Hospitalier, Juge
- Madame Suzy Duflo, Professeur des Universités-Praticien Hospitalier, Juge
- Madame Monique Polycarpe, Directrice de thèse.

Université des Antilles et de la Guyane

Faculté de Médecine

LISTE DES ENSEIGNANTS

Professeurs des Universités-Praticiens Hospitaliers

Serge ARFI	Médecine interne, Centre Hospitalier Universitaire de Fort-de-France
Georges BAILLET	Médecine nucléaire, Centre Hospitalier Universitaire de Fort-de-France
Pascal BLANCHET	Urologie, Centre Hospitalier Universitaire de Pointe-à-Pitre/Abymes
Bernard CARME	Parasitologie, Centre Hospitalier de Cayenne
Raymond CESAIRE	Bactériologie, virologie et hygiène option virologie, Centre Hospitalier Universitaire de Fort-de-France
Aimé CHARLES-NICOLAS	Psychiatrie Adultes, Centre Hospitalier Universitaire de Fort-de-France
Pierre COUPPIE	Dermatologie, Centre Hospitalier de Cayenne
Philippe DABADY	Anesthésie-Réanimation, Centre Hospitalier Universitaire de Pointe-à-Pitre/abymes
Thierry DAVID	Ophtalmologie, Centre Hospitalier Universitaire de Pointe-à-Pitre/Abymes

Suzy DUFLO	Oto-Rhino-Laryngologie, Centre Hospitalier Universitaire de Pointe-à-Pitre/Abymes
Eustase JANKY	Gynécologie-Obstétrique, Centre Hospitalier Universitaire de Pointe-à-Pitre/Abymes
Georges JEAN-BAPTISTE	Rhumatologie, Centre Hospitalier Universitaire de Fort-de-France
François ROQUES	Chirurgie thoracique et cardio-vasculaire, Centre Hospitalier Universitaire de Fort-de-France
Jean ROUDIE	Chirurgie digestive, Centre Hospitalier Universitaire de Fort-de-France
Jean-Louis ROUVILLAIN	Chirurgie orthopédique, Centre Hospitalier Universitaire de Fort-de-France
Didier SMADJA	Neurologie, Centre Hospitalier Universitaire de Fort-de-France
André WARTER	Anatomie et cytologie pathologiques, Centre Hospitalier Universitaire de Fort-de-France

Professeur des Universités Associé

Jeannie HELENE-PELAGE	Médecine générale, Guadeloupe

Maîtres de Conférences des Universités-Praticiens Hospitaliers

Christine AZNAR — Parasitologie-Centre Hospitalier de Cayenne

Lydia FOUCAN — Biostatistiques et informatique médicale, Centre Hospitalier Universitaire de Pointe-à-Pitre/Abymes

Philippe GARSAUD — Epidémiologie-économie de la Santé et Prévention, Centre Hospitalier Universitaire de Fort-de-France

Jocelyn INAMO — Cardiologie, Centre Hospitalier Universitaire de Fort-de-France

André-Pierre UZEL — Anatomie (orthopédie traumatologie), Centre Hospitalier Universitaire de Pointe-à-Pitre/Abymes

Assistants des Hôpitaux Universitaires

Denis BLANCHET — Parasitologie et mycologie médicale, Centre Hospitalier de Cayenne

Issam KOCHMAN — Chirurgie Infantile, Centre Hospitalier Universitaire de Pointe-à-Pitre/Abymes

Chefs de Clinique des Universités-Assistants des Hôpitaux

Gabin AGOUA — Urologie, Centre Hospitalier Universitaire de Pointe-à-Pitre/Abymes

Guylhem AZNAR	Santé publique, Centre Hospitalier Universitaire de Fort-de-France
Yann COTONEA	Dermatologie, Centre Hospitalier de Cayenne
Delphine DELRIEU	Gynécologie-Obstétrique, Centre Hospitalier Universitaire de Pointe-à-Pitre/Abymes
Julie DUFOUR	Dermatologie, Centre Hospitalier de Cayenne
Carmen GARCIA-ALBA	Radiologie, Centre Hospitalier Universitaire de Fort-de-France
Emilie HOPE-RAPP	Maladies infectieuses, Centre Hospitalier Universitaire de Pointe-à-Pitre/Abymes
Séverine JEANNIN	Neurologie, Centre Hospitalier Universitaire de Fort-de-France
Riccardo LO CASCIO	Chirurgie orthopédique, Centre Hospitalier Universitaire de Pointe-à-Pitre/Abymes
Valentine KHAN	Rhumatologie, Centre Hospitalier Universitaire de Fort-de-France
Benjamin LUNA-AZOULAY	Oto-Rhino-Laryngologie, Centre Hospitalier Universitaire de Pointe-à-Pitre
Charlotte SENECHAL	Gynécologie-Obstétrique, Centre Hospitalier Universitaire de Pointe-à-Pitre/Abymes
Sandrine TRAPE	Psychiatrie adultes, Centre Hospitalier Universitaire de Pointe-à-Pitre/Abymes
Lucie VITSE	Gynécologie-Obstétrique, Centre Hospitalier Universitaire de Pointe-à-Pitre/Abymes

REMERCIEMENTS

A Monsieur le Professeur Thierry David.

Vous nous faites l'honneur d'accepter la présidence de ce jury.

Nous tenons à vous exprimer notre reconnaissance et notre profond respect.

A Monsieur le Professeur Eustase Janky.

Sans nous connaitre, vous nous faites l'honneur de juger ce travail.

Soyez assuré de notre gratitude.

A Madame le Professeur Suzy Duflo.

Vous nous honorez en acceptant d'être notre juge.

A Madame le Docteur Monique Polycarpe.

Vous nous avez fait l'honneur de nous diriger et de nous superviser.

Vous avez initié, guidé et encouragé ce travail.

Nous vous sommes reconnaissants pour la confiance que vous nous avez accordée.

A Monsieur le Docteur Jacques Salin, médecin réanimateur, service de réanimation médicale du Centre Hospitalier Universitaire de Pointe-à-Pitre.

Vous nous avez délivré un enseignement et une formation exemplaires et incomparables.

A Monsieur le Docteur Michel Zala, médecin généraliste à orientation homéopathique.

Votre compétence en anglais nous a été très utile pour les références bibliographiques.

Vos idées innovantes ont été très appréciables.

A Monsieur le Médecin en Chef Didier Mennecier, Spécialiste des Hôpitaux des Armées, Hépato-gastroentérologie et addictologie, hôpital d'Instruction des Armées BEGIN.

Nous vous sommes reconnaissants pour votre disponibilité, votre rigueur et vos précieux conseils sur l'architecture de ce travail.

A tous les médecins généralistes libéraux qui ont pris une part active dans l'enquête.

Nos sincères remerciements pour votre participation à ce travail.

A mes parents, ma sœur Sarah et l'ensemble de ma famille pour leur soutien et leur affection inconditionnels.

Sans oublier votre aide à la correction.

A l'ensemble de mes amis m'ayant accompagné, soutenu et guidé à travers ces longues d'années d'études.

Merci pour votre présence et votre réconfort.

A tous ceux qui ont contribué, d'une manière ou d'une autre, à l'élaboration de ce travail. Qu'ils soient assurés de toute ma gratitude.

TABLE DES MATIERES

INTRODUCTION

L'utilisation des simples, végétaux[1] n'ayant subi aucune préparation particulière et utilisés pour leurs vertus curatives, a de tout temps intéressé l'humanité.

Jusqu'au XIX[è] siècle, l'homme trouvait le plus souvent dans les plantes les remèdes aux maux dont il souffrait. Puis, la connaissance des maladies et de leur thérapeutique a fait un énorme bond. Parallèlement, le développement de la chimiothérapie a permis d'extraire des végétaux des substances actives, de les doser avec exactitude et de les administrer. L'utilisation des plantes à des fins thérapeutiques a alors considérablement diminué.

Toutefois, « la prolongation de l'espérance de vie a multiplié les risques de développement de maladies chroniques débilitantes telles que les maladies cardiaques, le diabète et les troubles mentaux. Bien que les traitements et techniques allopathiques soient abondants, certains patients n'y ont pas trouvé de solution satisfaisante. Les traitements et technologies n'ont pas été suffisamment efficaces ou ont causé des effets négatifs » [26]. C'est l'une des raisons de l'usage des médecines traditionnelles dans les pays développés.

Nous esquisserons un panorama de la phytothérapie en Guadeloupe. Elle est absente du cursus des études de médecine, et fait l'objet de peu de données chiffrées : si

---

[1] Par convention, nous utiliserons de manière équivalente plantes, herbes, simples, végétaux.

nous n'avons pas trouvé de littérature évaluant la prescription de plantes en métropole, quelques éléments d'information se rapportent aux Antilles[2].

Notre intérêt pour ce champ d'études s'explique simplement. Au cours d'une garde aux urgences du Centre Hospitalier Universitaire de Fort-de-France, un patient nous a expliqué qu'il avait consommé une plante caribéenne[3] (nous n'avons pas pu préciser laquelle) aux propriétés hypertensives. Elle avait induit des effets secondaires (migraines, douleurs épigastriques, vertiges). Des collègues, que nous avons interrogés, avaient rencontré, à de très rares reprises, des situations analogues. Nous découvrîmes ainsi l'existence de la phytothérapie créole et de pratiques différant largement de la médecine conventionnelle.

Nous avons mené une étude auprès de 65 patients et 55 médecins généralistes en Guadeloupe. Elle avait pour but de montrer la survivance de la phytothérapie créole, en dépit de thérapeutiques allopathiques de plus en plus efficaces.

Elle souhaitait également mettre en évidence l'enracinement d'une culture, qui ne s'est pas perdue malgré les siècles écoulés et la distance géographique au continent européen.

Elle nous a permis d'aller à la rencontre d'une médication masquée, quasi-secrète, ordonnée oralement, en-dehors de la filière de soins classique.

---

[2] Antilles : vaste archipel situé dans la mer des Caraïbes, s'étendant sur 3500 km depuis Cuba jusqu'au large du Venezuela. La Guadeloupe est un petit archipel, qui fait partie des « Petites Antilles ».
Elle est à environ 6200 km de la France métropolitaine, à 600 km au nord des côtes de l'Amérique du Sud, à 700 km à l'est de la République dominicaine et à 2200 km au sud-est des États-Unis.
Source   http://fr.wikipedia.org/wiki/Antilles

[3] Caribéén… synonyme de Caraïbe (non répertorié par le dictionnaire)
- Caraïbe : Indigène des Antilles et du nord de l'Amérique du Sud.
- Créole : Personne de race blanche, d'ascendance européenne, originaire des plus anciennes colonies d'outre-mer.
Par extension, noir créole.
Source : Dictionnaire T.L.F.I. : Trésor de la Langue Française Informatisé   http://atilf.atilf.fr/tlf.htm

Après un survol historique et l'exposé de notre enquête, nous tenterons de répondre, essentiellement, aux interrogations suivantes : comment ces plantes sont-elles administrées ? Quelles données scientifiques sont à notre disposition sur celles citées ? Quels sont les fondements de la médecine créole, quelles pathologies en sont typiques ? Que dit la littérature sur les effets secondaires et les contre-indications des simples caribéens (peuvent-ils être considérés comme inoffensifs, autorisant leur consommation sans encadrement médical) ? Quelle information fournir aux patients et aux praticiens ? Quels sont les aspects légaux dans notre pays ?

HISTORIQUE

Nous brosserons sommairement un historique général de la phytothérapie, avant d'aborder quelques spécificités des Antilles.

I. HISTORIQUE GENERAL

On fait remonter les premiers usages des simples aussi loin qu'il y a 60.000 ans et dans les différentes civilisations. Courants chez les égyptiens, ils ont fait partie des prescriptions du grec Hippocrate (460-370 av. JC) et du romain Galien (vers 129 ou 131-entre 201 et 216 de notre ère).

Hippocrate parlait des propriétés laxatives, diurétiques et narcotiques de 200 plantes.

Dans les anciens temps, la maladie était généralement attribuée à une punition des dieux. Le christianisme a gardé cette vision d'un fléau envoyé par Dieu, qui ne pouvait être guéri que par la repentance et la prière [13].

En France, au Moyen Âge, les drogues étaient préparées et vendues par les apothicaires, auxiliaires des médecins. Cette pratique a commencé quand Saint-Louis a créé, en 1258, l'Ecole de Montpellier [31]. Vers 1500 en Occident, la « théorie des signatures » prône que les vertus thérapeutiques d'une plante peuvent être déduites de son apparence (par exemple. la chélidoine, dont le suc est jaune est supposée soigner les pathologies de la vésicule biliaire). Au XVIIᵉ siècle, le botaniste anglais Robert Turner affirme que « Dieu a imprimé sur les plantes, les herbes et les fleurs, comme s'ils étaient en hiéroglyphes, la signature même de leurs vertus » [13].

Avec l'âge des explorations et des conquêtes, l'Occident est confronté aux simples d'autres civilisations. Tels le quinquina, curatif des « fièvres intermittentes des marais » (le paludisme) ou le coca, tonifiant et antalgique.

Lors de la deuxième guerre mondiale, les premiers sulfamides marquent la naissance de la chimiothérapie. Des antibiotiques sont extraits de champignons ou de bactéries. S'introduit alors la notion de principe actif : il s'agit de l'isoler par extraction. L'action est expliquée par des mécanismes biochimiques ou chimiques [31].

De nos jours, l'Organisation Mondiale de la Santé (O.M.S.) estime que quatre milliards de personnes (80% de la population mondiale) utilisent des plantes pour l'un ou l'autre aspect de leur approche de santé [13].

En Afrique, jusqu'à 80 % de la population a recours à la médecine traditionnelle (avant tout les simples), pour répondre à ses besoins de soins [26].

Dans les états en voie de développement, l'O.M.S. explique cet usage si répandu par le caractère accessible et abordable des plantes. Et, dans les pays dits « développés », par « les inquiétudes au sujet des effets nocifs des médicaments chimiques, par la remise en question des démarches et présomptions de l'allopathie et par l'accès de plus en plus facile du grand public à l'information sur la santé » [26].

II. HISTORIQUE AUX ANTILLES

« On trouve des arbres de 1000 espèces différentes, tous avec des fruits, chacun à sa manière, et ils embaument tous tellement que c'est un vrai plaisir. Je suis l'homme le plus affligé du monde de ne tous les connaître ». Telle est la réflexion de Christophe Colomb, en découvrant la nature aux Antilles [11].

Dans le courant du XVIe siècle, lors de leurs escales de retour des colonies d'Amérique du Sud, les espagnols introduisent de nouvelles espèces (corossolier, bananier, goyavier, avocatier, canne à sucre, etc.), aujourd'hui naturalisées.

Dès le XVIIe siècle, les colons européens importent leurs conceptions médicales et de nombreux végétaux aux origines diverses (arbre à pain de Polynésie, hibiscus d'Asie, pervenche de Madagascar, pourpier d'Europe). D'autres espèces sont apportées d'Afrique, transportées (volontairement ou non) par les bateaux négriers.

On notera que « la Pharmacopée française a été créée pendant la période d'esclavage[4]. Donc à une époque où la vente de plantes médicinales et toute pratique médicale étaient interdites aux noirs, de peur qu'ils n'empoisonnent les colons. Par conséquent, aucune espèce des Antilles françaises ne fut officiellement reconnue comme plante, à l'exception de celles utilisées par les blancs » [19].

Après l'abolition de l'esclavage (1848), une forte immigration indienne et chinoise enrichit la pharmacopée caribéenne, avec des apports venus d'Asie.

Ainsi, outre « les colons blancs venus de métropole, les Noirs d'Afrique, les Indiens, les Chinois ont successivement apporté leurs traditions médicales », ce métissage donnant une forme particulière de phytothérapie [22].

Préservées et enrichies, les pratiques populaires créoles ont été longtemps et largement utilisées par les antillais, ne serait-ce qu'en raison de l'éloignement du

---

[4] Le premier codex national parut en 1818 (en latin), et sa traduction française en 1819.
Flahaut J. *Congrès international d'histoire de la pharmacie* N° 34, Florence - Italie (21/10/1999) 2000(48), 327:319-376.

médecin et du pharmacien. La départementalisation et le développement du système de santé ont conduit peu à peu nos anciens à délaisser les simples : la transmission de leur savoir, essentiellement orale, a tendance à s'éteindre.

La médecine caribéenne est restée empreinte d'une dimension magique, et des conceptions humorales néo-hippocratiques, apportées par les colons.

Le système de représentation du corps et de la classification des maladies repose sur un équilibre subtil entre le chaud et le froid : la plupart des remèdes populaires visent à maintenir, ou restaurer, l'équilibre chaud-froid (régulé par le sang). Une « maladie du froid » sera traitée par un végétal qui réchauffe et une « maladie du chaud » par un remède qui rafraîchit [22].

Ce n'est certes pas sur ces bases, mais sur celles de travaux scientifiques réitérés, qu'en 2009 l'Agence Française de Sécurité SAnitaire des Produits de Santé (AFSSAPS) a reconnu officiellement les vertus médicinales de la cassia alata (Senna alata) et de la verveine blanche (Lippia alba) : ces plantes médicinales créoles ont été incluses dans la X$^\text{è}$ édition de la Pharmacopée française [3, 19].

Lors de sa séance du 8 avril 2009, l'Assemblée Nationale a adopté la LOi pour le Développement Economique des Outre-Mer (dite « LODEOM »). Elle intègre dans la Pharmacopée française ces deux plantes, d'usage traditionnel dans les départements et collectivités d'outre-mer.

La loi n° 2009-594 du 27 mai 2009 pour le développement économique des outre-mer a été publiée au Journal Officiel de la République Française du 28 mai 2009. Les articles concernant la pharmacopée ultra-marine sont les articles 12 et 13.

Ils modifient l'article L 5112-1 du code de la santé publique :

- article 12 : La première phrase de l'article L. 5112-1 du code de la santé publique est complétée par les mots : «, y compris ceux relevant de la pharmacopée des outre-mer qui remplissent les conditions de la réglementation en vigueur dans le domaine ».

- article 13 : L'article L. 5112-1 du code de la santé publique est complété par un alinéa ainsi rédigé : « Un décret en Conseil d'Etat fixe les adaptations de la pharmacopée française nécessitées par les particularités des plantes médicinales d'usage traditionnel dans les départements et collectivités d'outre-mer »[5].

---

[5] Source, site Légifrance.
http://www.legifrance.gouv.fr/affichTexte.do;jsessionid=96D4508931CDF436D808448610C3AC79.tpdj o04v_1?cidTexte=JORFTEXT000020671201&idArticle=&categorieLien=id

ETUDE PROSPECTIVE

I. MATERIEL ET METHODES

Une enquête a été réalisée auprès de deux populations :

- 65 patients originaires de Guadeloupe

- 55 médecins généralistes de Guadeloupe.

A) <u>Les patients</u>

Cent quarante patients ont été vus de façon consécutive, du 1er décembre 2009 au 1er février 2010. Cet échantillon a été constitué dans le cadre de consultations de médecine d'urgence, au sein des maisons médicales de l'Association Départementale des Gardes et Urgences pour la Promotion de la Santé (A.D.G.U.P.S.). Ces maisons médicales accueillent les urgences en-dehors des horaires d'ouverture des cabinets de ville. L'une est située à Pointe-à-Pitre, l'autre à Moule, deux villes distinctes de Guadeloupe.

Cent trois patients ont accepté de répondre à un questionnaire sur leur usage, régulier ou non, de phytothérapie. La méthode était un entretien en face-à-face. Sur ces 103 personnes, 75 étaient des usagers réguliers des plantes médicinales.

Pour les patients, le questionnaire comprenait les items suivants :

- *Avez-vous recours aux plantes créoles ?*

- *Pour quel type de pathologies ?*

- *Demandez-vous toujours l'aval de votre médecin ?*

- *Vous arrive-t-il de suivre d'emblée une automédication ?*

- *Que soignez-vous actuellement ?*

- *Quelle plante utilisez-vous ?*

- *Avez-vous noté des effets secondaires ?*

- *Utilisez-vous la phytothérapie créole, de façon associée ou non à l'allopathie ?*

- *Où vous procurez-vous les produits ? Jardin ? Laboratoire ?*

- *Comment avez-vous acquis ce savoir ? Le transmettez-vous ?*

Les critères d'inclusion et d'exclusion étaient les suivants :

- Pour les critères d'inclusion :

- âge supérieur à 25 ans

- population autochtone

- consommation régulière de plantes médicinales.

- Pour les critères d'exclusion :

- âge inférieur à 25 ans

- antécédents de cancer

- chirurgie récente

- pathologie nécessitant une thérapeutique lourde

- patient n'ayant jamais eu recours à la phytothérapie.

B) <u>Les médecins</u>

55 médecins ont été sollicités pour répondre à un questionnaire par téléphone, du 1er décembre 2009 au 1er février 2010.

Le questionnaire comprenait les items suivants :

- Pratiquez-vous la phytothérapie ?

- Si oui, créole ou européenne ?

- Quel type de produit utilisez-vous le plus fréquemment ?

- Pour quelles pathologies ? Quelles sont les plus fréquentes ?

- Que prescrivez-vous pour : l'hypertension artérielle ? L'anxiété ? Les infections ? La grippe ? Les affections cutanées ? « Le drainage »[6] ? Les bouffées de chaleur ? Les troubles circulatoires ?

- De quelle manière prescrivez-vous la phytothérapie ?

- Avez-vous constaté des effets secondaires notables ? Lesquels ?

- Si oui, avez-vous orienté vers le CHU ?

- Couplez-vous allopathie et phytothérapie ?

- Avez-vous constaté des cas d'automédication ?

Les critères d'inclusion et d'exclusion des médecins étaient les suivants :

- Pour les critères d'inclusion :

- médecins installés (donc ayant soutenu leur thèse)

- exerçant en Guadeloupe

- ayant accepté de répondre au questionnaire.

---

[6] Dans les milieux phytothérapiques et homéopathiques, « le drainage » est un concept courant. Il a pour objectif de « favoriser une meilleure élimination rénale ou hépatique ».

24

- Le seul critère d'exclusion étant :

Médecin remplaçant, qu'il ait ou non soutenu sa thèse.

II. RESULTATS

A) <u>Les patients</u>

Seuls 65 questionnaires ont pu être analysés.

A.1) Typologie des patients

La moyenne d'âge des personnes interrogées se répartissait ainsi (figure 1) :

- 26% de 25-35 ans

- 44% de 35-55 ans

- 30% de plus de 55 ans.

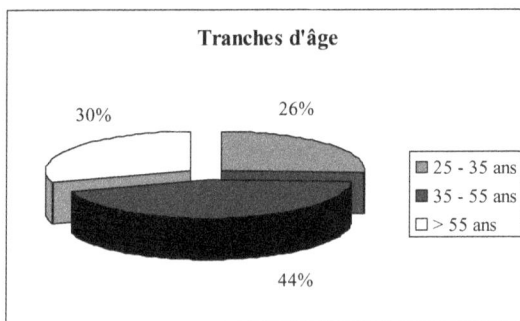

Figure 1 : répartition des patients par tranches d'âge.

Par ailleurs, 1 personne interrogée sur 3 était une femme.

50% des femmes avait au moins un enfant, 1 femme sur 10 était enceinte.

70% des personnes interrogées avaient un travail, 5% étaient étudiants et 25% étaient au chômage.

L'origine géographique des patients était la suivante (figure 2) :

- 40% étaient issus de la Grande-Terre (Moule, Morne-à-L'eau, Saint-François, Sainte-Anne)

- 30% étaient issus de la portion moyenne de la Guadeloupe (Lamentin, Saint-Rose, Capesterre, Goyave, Pointe-à-Pitre, Abymes)

- 30% étaient issus de Basse-Terre et ses environs.

La consommation de phytothérapie était plus fréquente sur la Basse-Terre (65%) que sur la Grande-Terre (35%).

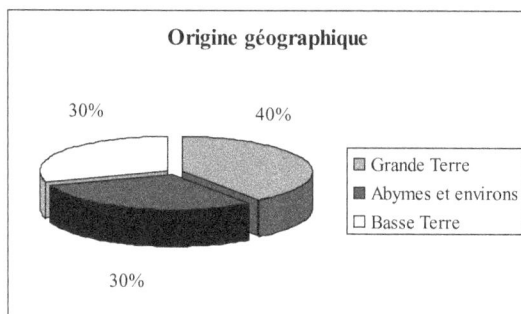

Figure 2 : répartition des patients par origine géographique.

95% des personnes interrogées avaient recours à la phytothérapie par tradition familiale.

2% avaient un jardin de type « créole », avec un certain nombre de plantes médicinales.

A.2) L'automédication, effets indésirables

60% des patients agissaient sans l'aval de leur médecin (automédication).

Les effets les plus recherchés par les patients étaient (figure 3) : hypotensif (45%), « drainage » (35%), dynamisant (5%), anxiolytique (5%), syndromes grippaux (5%), autres (eczémas, bouffées de chaleur, troubles digestifs …) (5%).

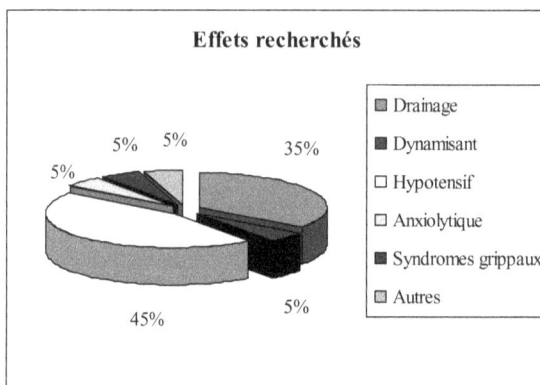

Figure 3 : effets recherchés par les patients.

90% des 25-35 ans faisaient tout à fait confiance à la phytothérapie.

15% des personnes interrogées ont déclaré avoir eu de rares effets indésirables. Les plus couramment mentionnés étaient (figure 4) : des migraines ou céphalées (40%), des nausées (30%), une impression de « malaise » (30%).

Seul un patient (déjà hypertendu) qui souhaitait soulager des nausées a dû consulter en urgence : la prise d'une plante, dont nous n'avons pu identifier le nom, avait provoqué une poussée hypertensive.

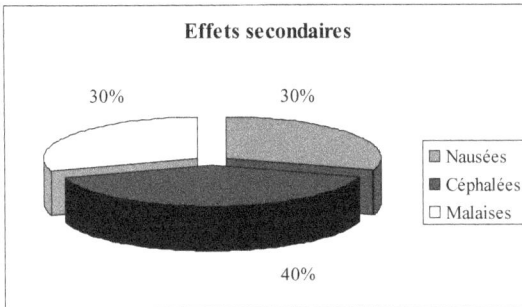

Figure 4 : effets secondaires observés par les patients.

100% des femmes enceintes interrogées (3) ne prenaient pas de phytothérapie.

B) <u>Les médecins généralistes</u>

Pour 75% des médecins contactés, le questionnaire a pu être conduit à son terme.

B.1) Typologie des médecins

Les 55 médecins généralistes exerçaient tous en Guadeloupe. 36% avaient une « orientation » en homéopathie et/ou acupuncture. 64% de médecins étaient « sans orientation » : ils ne faisaient aucun usage de la phytothérapie. En définitive, l'enquête a concerné 20 médecins généralistes à « orientation homéopathie ou acupuncture ».

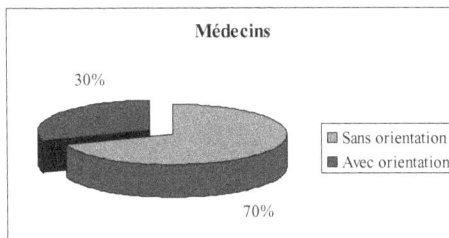

Figure 5 : répartition des généralistes selon leur orientation éventuelle.

Sur les 55 médecins contactés, 25% d'entre eux prescrivaient un certain nombre de plantes spécifiques. 75% des praticiens répondant favorablement à l'utilisation des plantes caribéennes étaient eux-mêmes d'origine créole.

B.2) La prescription vue par les médecins

70% des patients avaient une préférence pour l'allopathie (figure 6).

30% optaient d'emblée pour la phytothérapie, en automédication.

Parmi ces 30% qui avaient choisi la phytothérapie, 100% des patients proposaient une plante pouvant soulager leurs maux, et le médecin donnait (ou non) son aval, de façon orale.

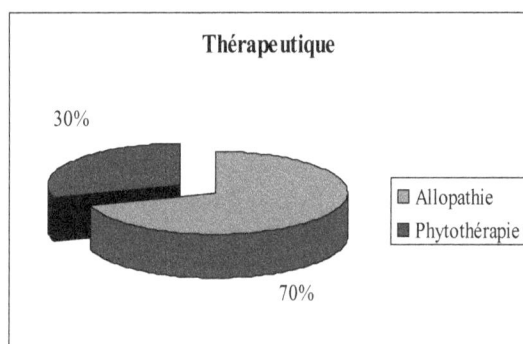

Figure 6 : thérapeutique choisie en première intention.

En cas de résultat insuffisant de l'allopathie (figure 7) :

- 50% optaient pour la phytothérapie, comme traitement adjuvant ou complémentaire

- 50% prenaient des plantes médicinales en tant que thérapeutique de substitution.

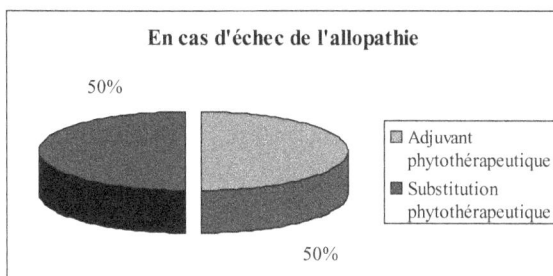

Figure 7 : place de la phytothérapie si les résultats de l'allopathie sont insuffisants.

Pour 100% des génréralistes prescripteurs, les végétaux créoles n'avaient aucun effet secondaire : aucun patient (0%) ne les avait consultés pour cette raison.

B.3) Les plantes les plus courantes

Les plantes les plus fréquemment retrouvées par les médecins étaient (figure 8) :

1. Pour l'hypertension artérielle (figure 8) :

- l'herbe à couresse (35%)

- l'herbe à tension (65%).

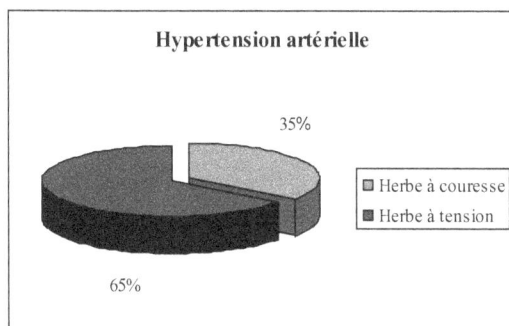

Figure 8 : les plantes les plus courantes dans l'hypertension artérielle.

2. Pour les infections (figure 9) :

- le thé pays (43%)

- le guarana (43%)

- l'à-tous-maux (14%)

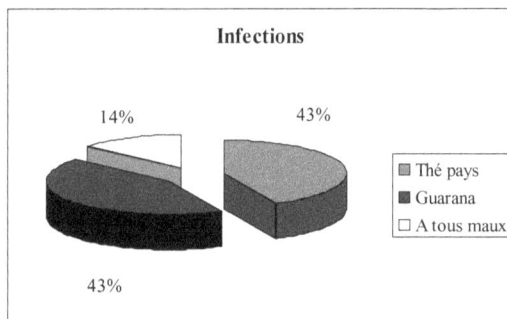

Figure 9 : les plantes les plus courantes dans les infections.

3. Pour le « drainage » (figure 10) :

- l'orthosiphon (75%)

- la racine d'à-tous-maux (20%).

- le fucus (5%), en « drainage hépatique ».

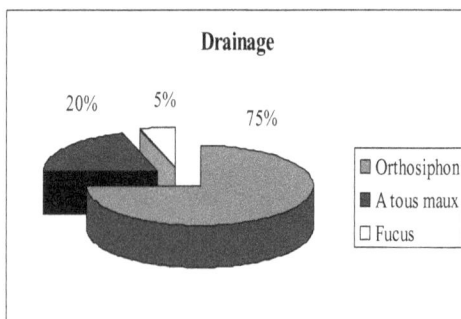

Figure 10 : les plantes les plus courantes pour « le drainage ».

4. Dans les pathologies cutanées (figure 11) :

- le dartrier (75%)

- l'aloé (25%).

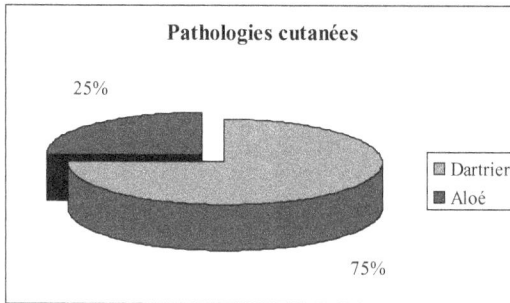

Figure 11 : les plantes les plus courantes dans les pathologies cutanées.

5. En rhumatologie, le calebassier (100%).

6. Pour les bouffées de chaleur et pour « améliorer la circulation sanguine », l'herbe charpentier (100%).

7. Pour la « sensibilité vésicale », l'acérolier (100%).

8. Pour les troubles digestifs, le bigaradier (100%).

DISCUSSION

I. LES BIAIS DE L'ETUDE

Nous sommes parfaitement conscient que notre étude présente de très nombreux biais.

L'échantillon des personnes interrogées est peu important, qu'il s'agisse des patients ou des médecins. Il n'est pas suffisamment représentatif de la population générale, dans la mesure où 95% des patients interrogés ont recours à la phytothérapie par tradition familiale. Les questionnaires se sont heurtés à une difficulté d'adhésion des populations interrogées. Le contact avec les patients était direct, non anonyme. Le recueil des informations se faisant dans le contexte d'une consultation en urgence, peu adapté. Quant aux praticiens, leur emploi du temps les rendait peu disponibles.

Les plantes citées ne représentent qu'une infime partie de celles utilisées par les caribéens. Dans notre enquête, à l'exception de l'à-tous-maux, chacune a une indication spécifique, alors que plusieurs usages sont la règle. Nous n'avons exploré qu'un nombre très restreint de pathologies ou d'emplois, dont certains sont exprimés dans un langage qui n'a rien de médical.

Cette étude a pour objectif d'attirer l'attention sur la phytothérapie créole en Guadeloupe…

II. DISCUSSION DE L'ETUDE

Les consommateurs de plantes médicinales se recrutent préférentiellement chez les 35-55 ans (44%).

Les jeunes générations délaisseraient-elles le patrimoine végétal, au profit de la médecine moderne ? Feraient-elles plus confiance à l'allopathie ? Pourtant, 90% des 25-35 ans croient fermement en l'efficacité de la phytothérapie.

Dans la majorité des cas (60%), les patients utilisent des plantes médicinales sans en référer à leur médecin.

Dans le cadre de la consultation, la phytothérapie est toujours prescrite selon un mode précis et particulier : un consentement oral du médecin, sans assentiment écrit.

Les patients proposent une plante pouvant soulager leurs maux, et le médecin donne (ou non) son accord, de façon orale.

L'écrit est rejeté, car très peu de végétaux caribéens sont inscrits à la Pharmacopée française : ils sont, pour la plupart, absents du circuit « officiel » de distribution.

La phytothérapie européenne (tilleul, camomille, aubépine, thym, millepertuis, huiles essentielles, aromathérapie, etc.) entre en concurrence avec les plantes locales, mais nous n'avons pas obtenu de données exploitables.

Quoi qu'il en soit, trois quarts des praticiens répondant favorablement à l'utilisation des simples créoles sont eux-mêmes d'origine créole.

Les médecins ayant des connaissances en phytothérapie créole en ont généralement aussi dans d'autres pratiques alternatives (homéopathie, acuponcture).

La phytothérapie traditionnelle semble être largement utilisée, par les soignants comme par les patients. En première intention, elle est choisie après l'allopathie ou en tant que traitement adjuvant. Si l'allopathie se montre insuffisante, elle peut servir de traitement de substitution.

Son emploi se situe dans un cadre assez large : il n'est pas limité aux indications de confort, et trouve sa place plutôt en-dehors de l'urgence, lorsque la pathologie semble relativement bien supportée.

Les effets secondaires des plantes créoles sont appréciés de façon discordante par les patients et les médecins : 15% des patients rapportent des effets indésirables. En revanche, selon la totalité des médecins généralistes, elles sont dépourvues d'effet secondaire : aucun patient (0%) n'a vu de praticien pour ce motif.

On en déduit que les effets secondaires, relevés par certains utilisateurs, ont tous été spontanément résolutifs : ils n'ont nécessité de consultation ni chez le médecin traitant ni aux urgences (hormis une poussée hypertensive).

Les trois femmes enceintes interrogées préfèrent ne pas prendre de végétaux, par crainte d'une éventuelle toxicité fœtale.

Toutes pathologies confondues, les plantes caraïbes les plus fréquemment citées dans notre étude sont : l'herbe à couresse, l'herbe à tension, le thé pays, le guarana, l'a-tous-maux, l'orthosiphon, le dartrier, l'aloé, le calebassier, l'herbe charpentier, la cerise-pays, le bigaradier.

Nous l'avons vu, la majorité des patients utilisent la phytothérapie créole sans l'aval de leur médecin. Dans la quasi totalité des cas, ils suivent la tradition familiale. C'est un savoir qui se transmet, de génération en génération, au sein des familles. On apprend peu à peu à connaître les herbes médicinales et leurs vertus. A l'occasion d'un ennui de santé, la famille diffuse le nom d'une plante, qui s'imprègne dans l'inconscient familial. L'acquisition de ce savoir se fait naturellement par la communication.

III. LA PHYTOTHERAPIE EN GUADELOUPE : COMPARAISONS

Selon l'O.M.S., « presque aucune étude randomisée-contrôlée n'a été entreprise pour examiner la pratique et la prescription de traitements par les praticiens de médecine par les plantes dans leur travail quotidien » [26].
Nous comparerons nos données avec celles de la littérature, en métropole et dans les Antilles (Trinidad et la Martinique).

A) Comparaison avec la métropole

Nous n'avons retrouvé aucun travail global sur la phytothérapie en France, en particulier quantifiant les prescripteurs. Notre seule source, une thèse de 2007, précisait qu'il « est difficile d'obtenir des chiffres concernant la consommation [de plantes] » [25]. Une enquête, réalisée en Lorraine (en 1994) auprès de 1000 médecins généralistes, montrait leur intérêt pour les médecines alternatives, dont la phytothérapie. Le taux de participation aux questionnaires était proche de 50%. Un généraliste sur deux prescrivait cette thérapeutique, 47% l'estimant « très efficace » ou « plutôt efficace ».

Selon 75% des praticiens interrogés, son fondement scientifique était « certain » (33%) ou « possible » (42%) [25].

Notre étude de terrain, bien plus modeste, donne des chiffres très différents : sur 55 généralistes guadeloupéens, aucun des médecins sans « orientation » (64%) n'a recours à la phytothérapie. Ses prescripteurs sont exclusivement des homéopathes et/ou des acuponcteurs.

B) <u>Comparaison avec les Antilles</u>

La documentation est plus abondante concernant les Antilles (Trinidad et la Martinique, voir figure 12).

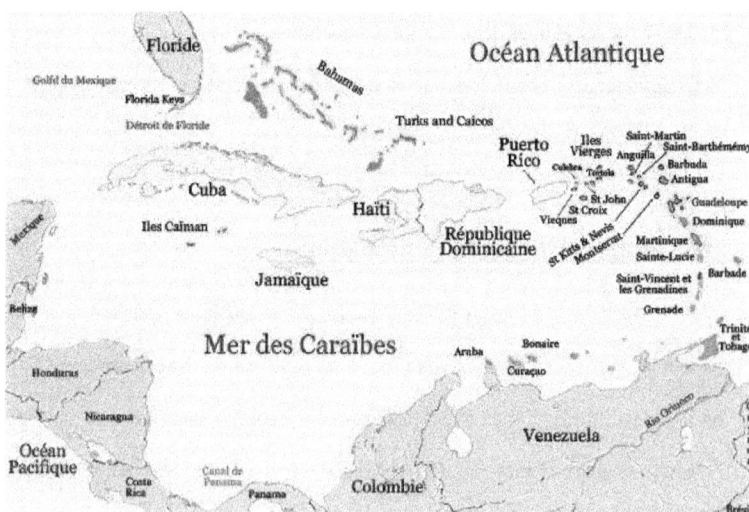

Figure 12 : carte des zones caribéennes (source Google).

B.1) Comparaison avec Trinidad

A Trinidad[7], 86% des consultants en chirurgie emploie de la phytothérapie et 40% des médecins du secteur public y a (ou y a eu) recours [7, 8].

L'étude a porté sur 265 utilisateurs réguliers, par ailleurs soignés par allopathie. Soumis à un questionnaire, ils ont cité plus de 100 végétaux [7].

Sur les 18 les plus mentionnées, l'ail (Allium sativum) est le plus employé (48,3%), en particulier contre l'hypertension artérielle (comme en Europe). Seulement trois plantes sont communes avec notre travail : l'aloé, Aloe vera (26,4%) ; l'herbe à couresse, Peperomia pellucida (6%) ; le dartier, Senna alata (4,9%). Et encore, avec des usages thérapeutiques différents [7].

La source principale en herbes médicinales est « le jardin derrière la maison » (79,2%). Ce pourcentage, élevé et bien loin de nos 2%, est conforme à d'autres sources [22, 23].

Environ la moitié de l'échantillon (49,4%) a recours aux simples pour maintenir sa santé et son bien-être ; 42,3% pratique l'automédication ciblée sur une pathologie. La plupart des végétaux sont employés pour soigner de petits maux (comme le rhume, la toux et la fièvre). La seule affection chronique est l'hypertension, traitée avec l'ail. 86,6% des personnes interrogées perçoivent la phytothérapie comme efficace : au moins autant que les traitements conventionnels [7], ce qui est voisin de notre 90% de satisfaits chez les 25-35 ans.

---

[7] La république de Trinidad-et-Tobago (ou Trinité-et-Tobago) est située dans la mer des Antilles, au large du Venezuela. Trinité-et-Tobago est composée de deux îles distantes de 32 km : Trinité et Tobago. Comme la Guadeloupe, elle fait partie des « petites Antilles ».
Source   http://fr.wikipedia.org/wiki/Trinit%C3%A9-et-Tobago

L'allopathie est associée à la phytothérapie chez 30,6% des utilisateurs, dont 70,4% estiment que les deux thérapeutiques sont synergiques. Les patients, pour la plupart (76,6%), n'informent pas le médecin traitant de l'utilisation des plantes, car cela leur semble sans importance (57,6%). Seize personnes sur 265 (6%) ont éprouvé des effets secondaires : aucune comparaison n'est possible avec nos 15% en Guadeloupe (15%), car les végétaux sont différents [7].

B.2) Le programme TRAMIL

A partir de 1983, un groupe pluridisciplinaire, travaillant dans les Caraïbes, a mis en place un programme régional de recherche ethnopharmacologique.

Son objectif est d'améliorer et de rationaliser l'usage de la Pharmacopée traditionnelle.

Il vise à faciliter la prise en charge des problèmes de santé par les populations elles-mêmes, tout en diminuant le coût de la thérapeutique.

Plus de 200 spécialistes y prennent part : ethnobotanistes, chimistes, pharmaciens, médecins, travailleurs sociaux [33].

Ce programme, baptisé TRAMIL (TRAditional Medicine for the IsLands), a débuté en 1983, en Haïti et en République Dominicaine.

Il s'est étendu vers presque tous les territoires qui touchent la mer des Caraïbes.

Les enquêtes TRAMIL utilisent une méthodologie uniforme.

Sont retenus les usages d'herbes médicinales caribéennes cités avec une fréquence égale ou supérieure à 20%.

Les travaux comportent des études ethnobotaniques, l'identification des espèces, la chimie, la toxicologie et la pharmacologie des plantes médicinales utilisées, puis la diffusion de l'information dans les communautés.

Chaque indication traditionnelle est classée dans trois catégories, selon sa toxicité et son efficacité : par conséquent, un même végétal peut faire l'objet de recommandations différentes [34].

B.3) Comparaison avec la Martinique

C'est selon la méthodologie TRAMIL qu'a été conduite la seule étude dont nous disposons aux Antilles françaises : elle concerne 100 personnes de la Martinique[8], utilisateurs de plantes [23]. Leur âge moyen est de 69 ans, il s'agit surtout de femmes, alors que notre échantillon est plutôt entre 45 et 55 ans et seulement un tiers de femmes. Sans doute parce que notre panel a été constitué dans le cadre d'une consultation d'urgence. Les femmes étant le maillon habituel de transmission du savoir populaire.

Beaucoup de simples sont cultivés dans des jardins « autour de la maison » (« bo kai »). On en trouve également le long des chemins (« rimèd razyé ») [22, 23].

Comme nous, Longuefosse et Nossin estiment que l'emploi de la phytothérapie est fréquent, sans pouvoir préciser si la priorité des patients est l'automédication le médecin, ou le guérisseur ? Leur usage est souvent couplé [23].

Nous avions été en mesure d'indiquer que 70% des patients ont une préférence pour l'allopathie, 30% optant d'emblée pour la phytothérapie, en automédication.

---

[8] La Martinique est située à environ 150 kilomètres de la Guadeloupe. A mi-chemin, se trouve l'île (qui est aussi un pays) anglophone de la Dominique.

Les plantes retrouvées dans l'enquête en Martinique, alors qu'elle date de 1996, sont au nombre de 256. Ni le guarana ni l'orthosiphon ni l'acérolier ne sont mentionnés. Les usages populaires et les pathologies soignées sont souvent différents, avec un biais important : dans notre étude, excepté l'à-tous-maux, l'indication phytothérapique est unique ; dans le travail martiniquais, un même végétal peut être cité pour des indications multiples, dont nous n'avons reporté que les principales (cf. le tableau 1, ci-dessous).

Nom vernaculaire	Nom scientifique	Usages traditionnels	% Martini.[a]	% Guadeloupe
Herbe à couresse	Peperomia pellucida	HTA	94	35
		Inflammation	28	??
		Mal de gorge	23	??
Herbe tension	Justicia secunda	HTA	50	65
Thé pays	Capraria biflora	Infections	47	45
A-tous-maux	Alpinia zerumbet	Grippe	79	15
		Flatulences	11	??
Dartrier	Senna alata	Eruptions cutanées	75	75
		Constipation	29	??
		Pied d'athlète	20	??
Aloé	Aloe vera	Pathologie cutanée	??	25
		Inflammation	11	??
		HTA	4	??
		Diabète	2	??
Calebassier	Crescentia cujete	Rhumatismes	??	100
		Entorses	6	??
		Frissons et fièvre	6	??
Herbe charpentier	Justicia pectoralis	Circulation sang.	??	100
		Entorse	51	
		Douleur thorax	14	
		Rhumatismes	11	
Bigaradier	Citrus aurantium	Troubles digestifs	??	100
		Diabète	31	??
		Entorse	30	??
		Sédatif	27	??
		Râles bronchiques	27	??
		Grippe	18	??
		Constipation	16	??
		Pied d'athlète	16	??

a. Dans l'étude martiniquaise, le pourcentage est celui des personnes utilisant la plante pour chaque usage... le pourcentage total peut donc dépasser 100%.

Tableau 1 : comparatif de l'usage traditionnel des plantes en Martinique et Guadeloupe.

IV. LES PLANTES MEDICINALES

La pharmacopée traditionnelle caribéenne est actuellement estimée à plus de 600 espèces végétales [29].

A) <u>Obtention, conservation et préparation</u>

Les plantes peuvent être obtenues de différentes manières.

Celles sauvages sont récoltées à pleine maturité, par temps sec et de préférence le matin.

Un certain nombre d'espèces peuvent être cultivées dans un jardin, survivance du « jardin de case ».

Le pharmacien d'officine est le meilleur garant de la qualité des plantes, mais il ne peut délivrer que celles inscrites à la Pharmacopée française, soit un nombre réduit de végétaux créoles.

Autant dire que la majorité des simples est vendue sur les marchés, dans les magasins de diététique ou de produits biologiques, ou sur Internet [22, 31].

La conservation se fait par séchage ou congélation.

Le séchage sera le plus rapide possible. Les feuilles et les fleurs séchées gardent leur propriétés un an, les racines et les écorces jusqu'à deux ans.

Les végétaux peuvent aussi être congelés dans des sachets en plastique [22].

Ils peuvent être administrés sous différentes formes : jus de feuilles, de tiges, ou de fruits ; tisane, sirop, teinture, gargarisme, inhalation, préparation externe, etc. Les tisanes, bues sans lait ni sucre, restent le mode de prédilection. Leur préparation se fait selon trois modes : infusion, décoction et macération. Les plantes sont le plus souvent mélangées, pour obtenir une synergie ou pour masquer un goût peu agréable : ainsi, l'orthosiphon ou le dartrier peuvent être associés à des herbes aromatiques, comme la brisée ou l'à-tous-maux [22, 27].

L'infusion est recommandée pour les végétaux dont les principes actifs sont volatils. C'est le mode requis pour les plantes fragiles, les fleurs et parties feuillues et pour toutes les plantes aromatiques.

On verse de l'eau bouillante sur des fragments de plantes vertes ou desséchées.

On les laisse en contact 5 à 20 minutes pour les fleurs et les feuilles, et jusqu'à 2 heures pour les racines, tiges et écorces. La durée est fonction du temps que prennent les principes actifs du végétal pour être dissous dans l'eau chaude.

Préparée pour la journée, l'infusion se conserve 24 à 48 heures au réfrigérateur [22].

La décoction, appelée thé aux Antilles, est nécessaire pour les parties les plus dures : racine, écorce, graine, rameau, bois ou feuilles coriaces. Elle permet d'extraire davantage de principes actifs.

On dépose la plante ou ses fragments dans de l'eau bouillante. On maintient à ébullition pendant un laps de temps, variable selon le végétal : de quelques secondes à plus de 30 minutes [27].

La macération se fait de la manière suivante : on lave, hache, écrase ou pulvérise la plante ou l'un de ses organes (verts ou desséchés) ; puis on mélange le produit obtenu à de l'eau fraîche ou de l'alcool. On laisse reposer pendant au moins quatre heures, pour que les principes actifs soient libérés et dissous dans l'eau ou l'alcool.

Après avoir été filtrée, la macération pourra être conservée (dans un récipient en verre) pendant au maximum une semaine. Suivant l'affection, elle sera utilisée concentrée ou diluée [22].

B) Quelques plantes médicinales

Nous étudierons les végétaux de l'enquête, dans l'ordre de citation, à l'exception du fucus, qui est une algue brune. Lippia alba sera également envisagée, en raison de son inscription en 2009 à la Pharmacopée française.

Hélas, les informations recueillies dans la litttérature ne sont pas homogènes ; certaines précisions font défaut ou sont insuffisamment documentées.

B.1) L'herbe à couresse, Peperomia pellucida L.

Cette plante[9], originaire d'Amérique tropicale, tire son nom créole d'une croyance selon laquelle la couleuvre l'utilise pour se protéger des morsures du trigonocéphale.

- Botanique

Famille des Pipéracées.

Noms vernaculaires principaux : herbe à couresse, zèb kouwès, koklaya, salade soldat, rat ear, rabbit ear, shining bush, information bush, man to man, pepper elder… [17, 30].

Comme la plupart des 400 espèces de peperomia, l'herbe à couresse (originaire d'Amérique tropicale) est devenue pantropicale. Elle pousse dans les décombres ; elle est très commune sur les murs, dans les jardins, principalement dans les lieux humides et ombragés. Elle se multiplie par boutures de tiges et fleurit toute l'année [14].

---

[9] Le nom scientifique est celui indiqué par le site Tela botanica [30], conseillé par « le Museum d'Histoire Naturelle » de Paris.
Tela botanica est également notre source principale pour les dénominations vernaculaires, c'est-à-dire communes.

Description : petite plante succulente, pouvant mesurer jusqu'à 40 cm ; glabre, à tiges translucides et cassantes, vert-clair, avec des feuilles alternes, pétiolées, à cinq nervures palmées, fréquente dans les lieux humides où elle est parfois protégée. Les petites inflorescences vert-blanchâtres sont en épis axillaires et terminaux [14, 17].

Partie utilisée : la feuille.

- Usages traditionnels

Hypertension artérielle, inflammations, éruptions cutanées, maux de gorge, maux de dents [22, 23, 27].

- Composition chimique

La plante contient des hétérosides flavoniques, des tanins et une huile essentielle riche en sesquiterpènes, dotée de vertus pectorales et antispasmodiques [14].

- Propriétés pharmacologiques

Hypotensive, sudorifique et anti-scorbutique (décoction des feuilles).

Les propriétés antibactériennes et anti-inflammatoires de la feuille ont été démontrées in vitro [14, 17].

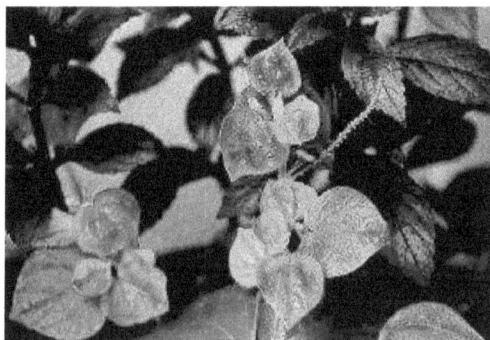

Peperomia pellucida, l'herbe à couresse.

B.2) L'herbe à tension, Justicia secunda Vahl.

Très peu de travaux ont été menés sur Justicia secunda.

• Botanique

Famille des Acanthacées.

Noms vernaculaires principaux : herbe à tension, tansyon, zèb tension, blood root, St. John's bush [30].

• Usages traditionnels

Justicia secunda est connue comme anti-anémique par la population de Kinshasa.

Au Guyana, la plante entière est utilisée pour le post-partum [14].

Dans les Antilles françaises, suivant « la doctrine des signatures », ses fleurs rouges la font préconiser pour améliorer la circulation sanguine [23] et contre l'hypertension artérielle [22, 23].

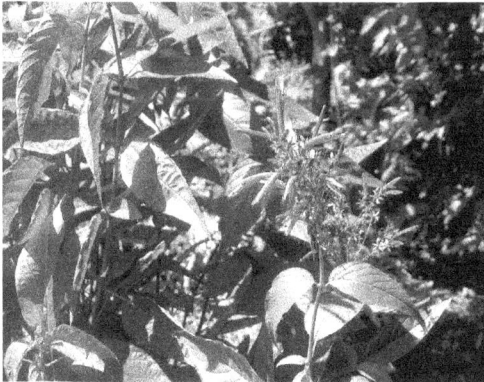

Justicia secunda Vahl, l'herbe à tension.

B.3) Le thé pays, Capraria biflora L.

Capraria biflora est cultivée comme herbe médicinale dans les jardins familiaux. Son nom vernaculaire fait référence à son usage habituel, le « thé » des Antilles françaises.

- Botanique

Famille des Scrophulariacées.

Noms vernaculaires principaux : thé pays, dité péyi, té miray, thé de santé, thé des anglais, thé des Antilles, thé muraille, goat weed, West Indian tea, wild tea… [27, 30].

Originaire d'Amérique tropicale et subtropicale.

La plante herbacée peut atteindre 1,5 m.

- Usages traditionnels

De nos jours, l'infusion du végétal entier est utilisée pour ses propriétés digestives, et le jus (en instillation) dans les infections oculaires.

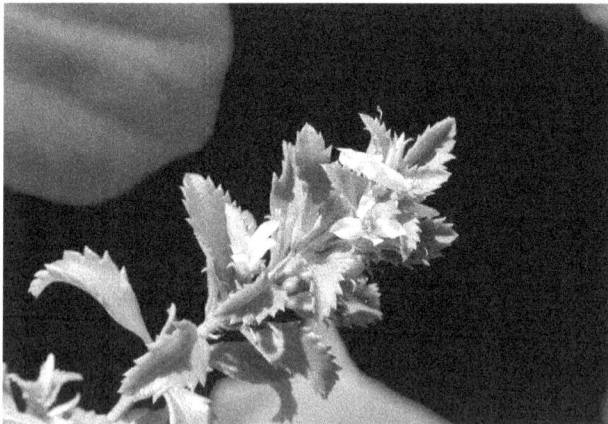

Capraria biflora L, le thé pays.

B.4) L'à-tous-maux, Alpinia zerumbet

- Botanique

Famille des Zingiberacées.

Noms vernaculaires principaux : à-tous-maux, atoumo, géri tout, gran dégonflé, larmes de la Vierge, pink porcelain lily, shell ginger... [30].

- Usages traditionnels

L'à-tous-maux était recommandé contre l'aérocolie et les flatulences, d'où son nom de « dégonflé » en créole. Il l'est encore dans cette indication (fleurs, feuilles).

Actuellement, c'est le remède employé le plus régulièrement pour soigner la grippe (les fleurs, et à défaut les feuilles) [14, 22].

- Composition chimique

La plante contient une huile essentielle riche en dérivés terpéniques, dont la teneur varie selon l'origine de la plante. L'analyse chimique de l'huile essentielle d'à-tous-maux martiniquais a révélé une forte teneur en terpinéol (30%), et en cinéol (17%) [14].

- Propriétés pharmacologiques

Une activité bactériostatique a été démontrée sur les gram +, Staphylococcus aureus et Mycobactérium smegmatis, et fongistatique sur Candida albicans.

L'extrait éthanolique des fleurs et des rhizomes possède des propriétés anti-oxydante et antiseptique : elle pourrait être mise à profit comme conservateur des préparations dermatologiques [14].

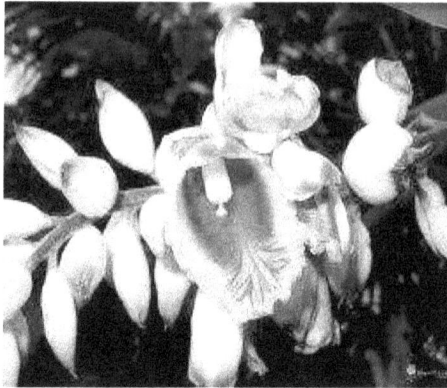

Alpinia zerumbet, l'à-tous-maux.

B.5) Le guarana, Cupania americana

Arbuste originaire de l'Amazonie brésilienne.

Ce végétal est connu par les européens depuis le XVIII^è siècle.

Sa découverte est attribuée au botaniste allemand Christian Franz Paullini (1643-1711).

- Botanique

Famille des Sapindacées.

Noms vernaculaires principaux : guarana, paullinia, zyé (a) krab, pearwood, candle wood, wild ackee… [30].

Le fruit de couleur rouge laisse apparaître, lorsqu'il est mûr, une chair blanche ainsi que les graines.

Plante inscrite à la pharmacopée française, X^è édition [1].

Partie utilisée : la graine [1].

- Usages traditionnels

Une forme de soda, très populaire au Brésil, appelée guarana, est synthétisée à partir d'extraits de la plante. Au Portugal, en Allemagne et en Suisse, cette même boisson - initialement exportée - est commercialisée depuis les années 1990 [35].

Les graines de guarana sont employées, depuis fort longtemps, comme stimulant par les tribus amazoniennes.

- Propriétés pharmacologiques

Ces propriétés sont généralement expliquées par la présence de caféine, entre 2,5 et 5% de l'extrait sec. Elles semblent également imputables à d'autres composés psycho-actifs, comme les saponines et les tanins. Des études en double aveugle ont été conduites chez des adultes jeunes et en bonne santé : un extrait de guarana améliore les performances cognitives et l'humeur, en terme de « vivacité et de contentement » [15, 16].

D'autres substances agiraient sur les facultés intellectuelles, comme la théobromine. Le guarana stimule la concentration, la mémoire et le calcul mental [35].

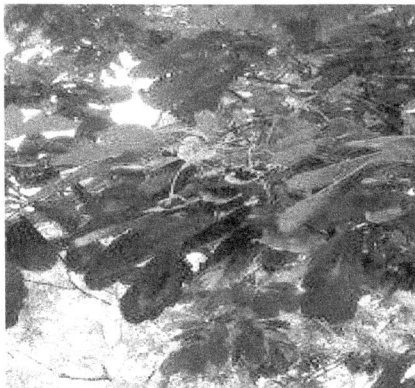

Cupania americana, le guarana.

B.6) L'orthosiphon, Orthosiphon aristatus (Blume) Miq.

- Botanique

Famille des Lamiacées.

Noms vernaculaires principaux : orthosiphon, bab chat, moustaches de chat, thé de Java… [30].

Inscrite à la pharmacopée française, $X^è$ édition [1].

Partie utilisée : les tiges feuillées [1].

- Usages traditionnels

Diurétique, cholagogue, « aide à l'amincissement ».

- Propriétés pharmacologiques

Les feuilles d'orthosiphon sont riches en sels minéraux, en particulier sels de potassium, et renferment des acides-alcools, des flavonoïdes, des diterpènes (orthosiphols). Action antioxydante, bactériostatique et anti-inflammatoire [14].

Contre-indication : ne pas utiliser simultanément l'orthosiphon et des diurétiques.

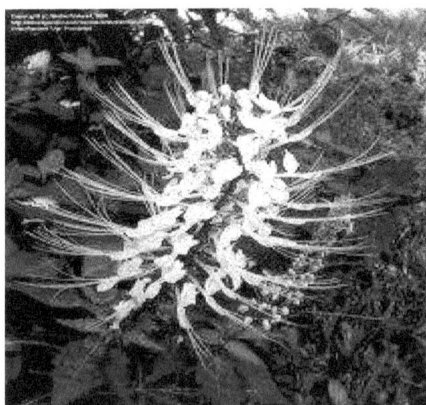

Orthosiphon aristatus (Blume) Miq, le thé de Java.

B.7) Le dartrier, Senna alata

C'est une plante ornementale et médicinale.

- Botanique

Famille des Caesalpiniacées.

Noms vernaculaires principaux : dartrier, kas pyant, kasyalata, herbe à dartre, casse puante, casse ailée, cassia alata, Christmas candle, ringworm bush, impetigo bush, king of the forest... [30].

Description : sous-arbrisseau à odeur désagréable, pouvant atteindre 3 m de haut. Feuilles composées jaune-verdâtres à 6-14 paires de folioles oblongues, de 5 à 7 cm de long. Les fleurs sont jaune-vif, en grappes dressées de 20 à 35 cm de longueur ; les pétales mesurent de 1,2 à 2 cm, les graines sont de couleur café foncé à noires [14, 33].

Espèce pantropicale très commune dans les zones ouvertes, le cassia alata fut introduit aux Antilles à partir du bassin de l'Orénoque, son pays d'origine.

Le cassia alata apprécie les endroits humides et une altitude inférieure à 500 m. Il se multiplie par graines et fleurit de novembre à janvier [14].

Plante inscrite à la pharmacopée française, X^{e} édition [1]

Partie utilisée : les feuilles [1].

- Usages traditionnels

Le dartrier est un remède universel contre diverses dermatoses, qu'elles soient ou non d'origine infectieuse [19, 33]. En second lieu, il est préconisé dans les affections digestives (en particulier la constipation) [19, 23].

En Martinique, c'est l'une des quatre plantes les plus citées, avec trois indications principales : les éruptions cutanées en application locale de feuilles écrasées (75% des personnes interrogées), la constipation (décoction, 29%), le pied d'athlète (20%) [23].

Les travaux TRAMIL ne reconnaissent comme significatifs que les usages cutanés [33].

- Composition chimique

La distillation de l'huile essentielle (des feuilles) fait apparaître surtout le linalol (23%), le bornéol (8,6%), le pentadecanal (9,3%) et l'alpha-terpinéol (5,9%). Les principaux métabolites non volatils sont des flavonoïdes et des anthraquinones [19].

- Propriétés pharmacologiques

Les études pharmacologiques sont en adéquation avec les usages empiriques.

« L'extrait aqueux de feuille appliqué localement (en concentration de 100, 90 et 80% selon la zone corporelle) sur l'être humain atteint de pityriasis versicolor, a éliminé le champignon Malassezia furfur, cause de la maladie » [33].

Les feuilles sont globalement anti-fongiques et anti-bactériennes sur gram + et gram - ; l'action laxative a été confirmée, due essentiellement aux anthraquinones [19].

En revanche, les effets anti-parasitaire, antalgique, anti-inflammatoire, anti-diabétique et hépatique (attribués au cassia alata) restent matière à discussion [19].

Ne pas utiliser ce végétal de façon prolongée par voie interne : le risque est une maladie des laxatifs [14].

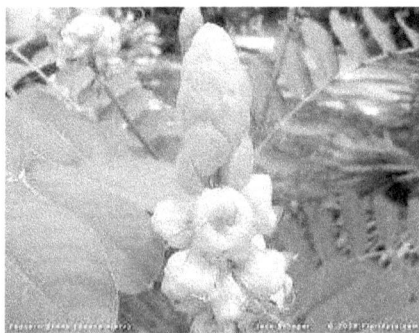

Senna alata, le dartrier.

B.8) L'aloé, Aloe vera

Le nom « Aloe vera » vient de l'arabe « Alloeh », substance amère brillante ; et du latin « vera », vrai [28].

- Botanique

Famille des Asphodelacées.

Noms vernaculaires principaux : aloé, aloès, lalwé, laloi, bitter aloes, sempervivum, medecin plant, single bible… [27, 30].

Description : l'aloès est une plante grasse, sans tige apparente, à tronc court ligneux, qui pousse en rosette au ras du sol [14, 33].

Elle « a des feuilles triangulaires charnues, à bord dentelé ; des fleurs jaunes tubulaires et des fruits qui renferment de très nombreuses graines. Chaque feuille se compose de trois couches : 1) un gel interne clair qui contient 99% d'eau, et pour le reste du glucomannane[10], des acides aminés, des lipides, des stérols et des vitamines. 2) La couche moyenne de latex, qui est la sève jaune et amère, contient anthraquinones et des glycosides. 3) La couche externe épaisse de 15-20 cellules, appelée écorce. Dotée d'une fonction protectrice, elle synthétise des glucides et des protéines (…) » [28].

Inscrite à la pharmacopée française, X^e édition [1].

Partie utilisée : suc concentré, mucilage [1].

- Emploi historique

Voici plus de 3000 ans, les égyptiens employaient l'aloès pour embaumer leurs momies et dans le traitement des maladies oculaires [14]. Les Grecs le considéraient comme une

---

[10] Glucomannane = polysaccharide de poids moléculaire élevé, composé d'unités de D-mannose et de D-glucose.
Source http://fr.wikipedia.org/wiki/Glucomannane

panacée [28] et, suivant Hippocrate, en faisaient brûler en place publique contre la peste (Aloe de Socotra) [14].

En Europe, ses vertus médicinales furent connues dès le XI^{è} siècle. Au XVII^{è}, un aloès d'Afrique du Nord fut transporté, par les Anglais, à la Barbade : dès 1695 apparut, l'aloès « des Barbades » ou de « Curaçao ». Autrefois, les Antillaises mettaient à profit l'amertume du végétal : pour sevrer les nourrissons, elles frottaient leurs mamelons avec une feuille cassée [14].

- Usages traditionnels

Les feuilles fraîches, ou les crèmes, sont préconisées en application locale.

Leur action préventive sur l'exposition aux UV ou aux radiations demeure controversée [12, 28].

Une revue critique de la littérature [12] les considère efficaces sur l'herpès génital, le psoriasis, le lichen plan, la dermite séborrhéique, la stomatite aphteuse, le papilloma virus humain, l'inflammation, la cicatrisation, les engelures. Un consensus se fait jour également sur l'efficacité d'Aloe vera appliqué localement sur les brûlures [12, 28], y compris du second degré [21].

D'autres propriétés sont en cours d'exploration : « anti-âge », anti-tumorale, immuno-stimulante (cancers, infection VIH)…

L'aloès est contenu dans une trentaine de spécialités pharmaceutiques, principalement à visée cholagogue ou laxative, et ses extraits entrent dans la préparation de pommades cicatrisantes, de produits solaires, etc. [14].

L'Aloe vera possède un large spectre d'usages et d'actions : certaines pourront être « miraculeuses », mais d'autres se révéler des mythes. L'avenir appartient aux études contrôlées pour faire la part des choses [12, 28].

- Composition chimique

L'Aloe vera contient 75 constituants potentiellement actifs. Principalement : vitamines (A, C, E, B12…), 8 enzymes (dont la bradykinase qui, en application locale, réduit l'inflammation), minéraux, monosaccharides (glucose, fructose) et polysaccharides, 12 anthraquinones (aux vertus laxative, analgésique et anti-infectieuse), des acides gras, de lignine, de la saponine, de l'acide salicylique, des acides aminés, etc. [28].

- Effets secondaires

Les effets secondaires d'Aloe vera, per os [12], vont des crampes abdominales et de la diarrhée (avec déplétion potassique [9]) ou de l'aggravation de la constipation, à la dépendance comme laxatif, aux hépatites [12].

L'usage oral prolongé, générateur de désordres électrolytiques, peut potentialiser les glycosides cardiaques et/ou les anti-arythmiques [9].

- Précautions d'emploi

Par voie interne, l'aloès ayant un goût amer, il est utile de l'associer à d'autres plantes (basilic, brisée, citronnelle, etc.) [14].

En raison de son activité ocytocique théorique, il est déconseillé d'utiliser l'aloé par voie orale chez la femme enceinte. De même en cas d'allaitement, car il rend le lait amer et entraîne des diarrhées chez le nourrisson [14, 28].

Enfin l'aloès ayant un effet hypoglycémiant, il peut interagir avec les hypoglycémiants et l'insuline [28].

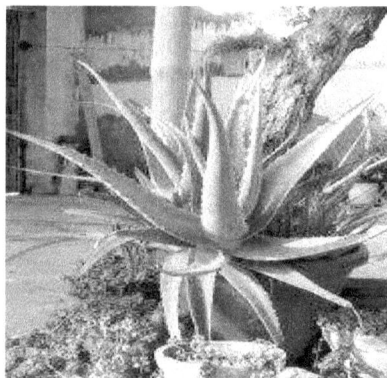

Aloe vera, l'aloès.

B.9) Le calebassier, Crescentia cujete

- Botanique

Famille des Bignoniacées.

Noms vernaculaires principaux : calebassier, calbass, pyé kalbas, calabash tree... [30].

Description : petit arbre de 8 m ou moins, à écorce grisâtre et crevassée. Le tronc peut avoir jusqu'à 20 cm de diamètre, les branches sont allongées. Les feuilles groupées, cartilagineuses, naissent sur les protubérances des tiges. Les fleurs solitaires, jaunâtres ont des veines pourpres, de 5 à 6 cm ; les lobes sont très découpés. Les fruits, arrondis ou ellipsoïdaux, lisses, brillants, ont de 10 à 30 cm de diamètre et sont à écorce dure : vidés de leur pulpe, ils servent à fabriquer des récipients résistants appelés « couis » et divers objets artisanaux [14, 33].

- Usages traditionnels

En Haïti et en République Dominicaine, la sève des feuilles est utilisée en instillation contre l'infection et l'inflammation auriculaires : c'est le seul usage recommandé par les enquêtes TRAMIL [33]. La pulpe du fruit, en interne, est employée contre la gonorrhée, ce qui est clairement déconseillé par le TRAMIL [34].

En Martinique, les décoctions de feuilles sont utilisées contre les douleurs thoraciques (sans plus de précision), les frissons et la fièvre [23].

La pulpe serait excitante, diurétique, anti-diarrhéique et adoucissante. En compresses, et mélangée à du vinaigre, elle apaiserait les coups de soleil et les brûlures [14, 27].

En application locale, la pulpe est un remède d'entorses [22] et de céphalée consécutive à une insolation [14].

Le jus, amer, sert à la fabrication d'un sirop anti-diarrhéique. Il a la réputation d'être aphrodisiaque [27].

- Précaution d'emploi

Ne pas consommer le fruit, à cause de sa toxicité et d'un risque d'avortement [33].

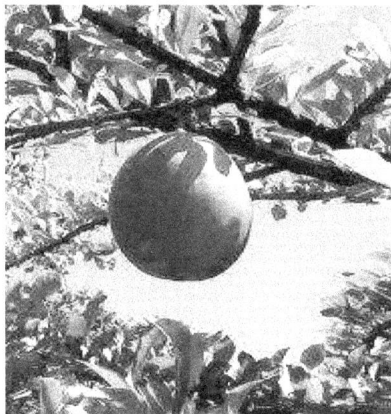

Crescentia cujete, le calebassier.

B.10) L'herbe charpentier, *Justicia pectoralis* Jacq.

Rare à l'état sauvage, elle est cultivée en tant que plante médicinale.

- Botanique

Famille des Acanthacées.

Noms vernaculaires principaux : herbe charpentier, zèb (à) chapantyé, carmentine pectorale, garden balsam... [30]

Originaire d'Amérique tropicale, cette plante est répandue dans tout le bassin caribéen.

Description : plante herbacée élégante, rampante à la base, dressée aux extrémités, pouvant atteindre 2 m. L'herbe charpentier a de petites feuilles lancéolées, opposées. Elles libèrent une odeur chaude et agréable, caractéristique, lorsqu'on les froisse. Les petites fleurs mauves ou violacées sont disposées en panicules terminales. Le fruit est une capsule renfermant quatre graines [14, 33].

Plante inscrite à la pharmacopée française, $X^è$ édition [1].

Partie utilisée : aérienne [1].

- Usages traditionnels

Inscrite au codex 1818, la plante entrait dans la composition d'un sirop pectoral, le « sirop du charpentier ». Elle était communément utilisée pour soigner les esclaves des plantations. De nos jours, dans tout l'espace caraïbe, ce simple est considéré comme « chaud » ; c'est l'une des médications de la « blesse », qui sera évoquée plus loin.

En usage externe, la macération des feuilles est un remède contre les hématomes, tandis que le décocté traite les entorses et les foulures [14, 33].

Une infusion de la tige est conseillée dans les refroidissements.

La décoction de la plante entière ou de la tige feuillée est préconisée contre les douleurs gastro-intestinales [14, 33].

- Propriétés pharmacologiques

Justicia pectoralis contient de la coumarine (anti-inflammatoire), de l'umbelliférone et de la swertisine (relaxant des fibres musculaires lisses), de la bétaïne et des flavonoïdes [14].

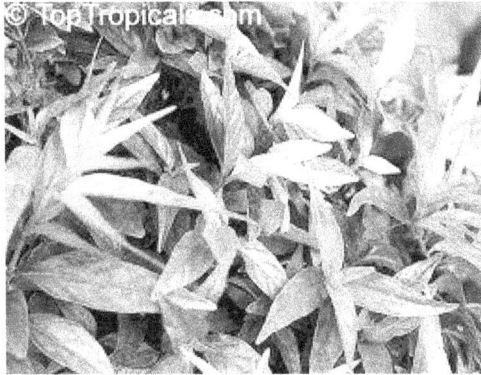

Justicia pectoralis Jacq., l'herbe charpentier.

B.11) L'acérolier, Malpighia glabra L.

- Botanique

Famille des Malpighiacées.

Noms vernaculaires principaux : acérolier, siriz, cerisier-pays, cerisier de la Barbade, cerise des Antilles… [30].

L'acérolier est un arbre originaire du Yucatan, qui s'est répandu en Amérique Centrale et dans le nord de l'Amérique du Sud, au Mexique et aux Antilles.

Description : l'acérolier a généralement l'aspect d'un buisson de taille modeste, mais peut atteindre jusqu'à 6 m de hauteur. Ses fleurs de couleur blanche, rouge ou rose, laissent place à des fruits comestibles écarlates riches en vitamine C, les acéroles.

- Usages traditionnels

En médecine occidentale, le fruit est utilisé sous forme de poudre.

Il est conseillé lors des refroidissements, dans les « asthénies fonctionnelles » et pour faciliter la reprise de poids après un amaigrissement [14].

- Composition chimique

Le fruit de l'acérola est l'un des plus riches en vitamine C (1000 à 2000mg/100g) : il en contient 20 à 30 fois plus que l'orange, d'où ses propriétés traditionnelles tonifiantes et anti-infectieuses.

Il abonde également en flavonoïdes antioxydants, en minéraux (fer, calcium, phosphore, potassium, magnésium) et en vitamines du groupe B (thiamine, riboflavine, piridoxine).

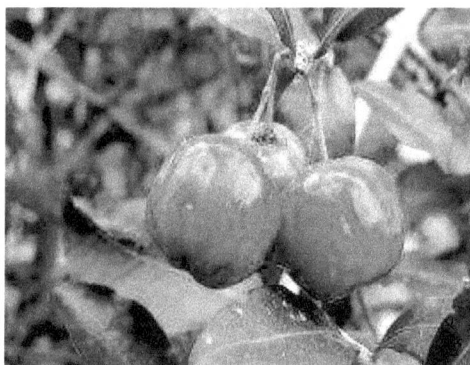

Malpighia glabra L, l'acérolier.

B.12) Le bigaradier, Citrus aurantium

- Botanique

Famille des Rutacées.

Noms vernaculaires principaux : bigaradier, zowanj gospo, orange amère, oranger sûr, bitter orange tree, marmalade orange, forbidden fruit tree… [30].

Description : l'oranger amer est un arbrisseau de 4 à 5 m de haut, au tronc très ramifié. Ses branches sont épineuses, son feuillage persistant est parfumé. La feuille, ovale-lancéolée, est vert brillant. Ses fleurs blanches et très odorantes, groupées par deux ou trois, prennent naissance à l'aisselle des feuilles [4].

Plante inscrite à la pharmacopée française, X^e édition [1].

Les parties utilisées sont la feuille, la fleur non épanouie (bouton floral) et le péricarpe, dit « écorce » ou zeste [1].

- Usages traditionnels

La médecine populaire emploie le bigaradier contre les coups, les contusions, les entorses et les douleurs rhumatismales [23, 27].

Il est préconisé comme anti-diabétique, anti-spasmodique et sédatif et traiterait les râles bronchiques [23].

C'est l'un des végétaux qui soigne « les flum », dont nous parlerons dans un chapitre ultérieur [22].

Les usages recommandés par les enquêtes TRAMIL sont contre les conjonctivites, les coliques, les maux de tête, la fièvre, la grippe, les parasites intestinaux et la toux [33].

- Composition chimique

Toutes les parties médicinales renferment une huile essentielle (HE). Par expression à froid du péricarpe s'obtient l'HE d'orange amère, dite de Curaçao ; par hydrodistillation des fleurs, l'HE de néroli bigarade ; et par hydrodistillation des feuilles, l'HE de petit-grain bigaradier.

Outre des monoterpènes, les autres constituants du bigaradier sont notamment des flavonoïdes, des coumarines, des stéroïdes.

La fleur, et surtout l'écorce, de l'orange amère renferment de la synéphrine et de l'octopamine (amines endogènes agonistes adrénergiques) [4].

- Propriétés pharmacologiques

En dépit de l'absence d'expérimentation pharmacologique sur les parties utilisées, il est admis que les principes amers du bigaradier, favorisent la digestion au niveau gastrique.

Les flavonoïdes, augmentent la résistance des capillaires et réduisent leur perméabilité ; ils sont préconisés comme toniques veineux.

Enfin, les flavonoïdes amers stimulent l'appétit.

Les amines agonistes adrénergiques, la synéphrine et l'octopamine, stimulent le système sympathique en libérant de la noradrénaline, exercent une vasoconstriction utilisée en ophtalmologie, et augmentent la tension artérielle.

La synéphrine est, pharmacologiquement, similaire à l'éphédrine, mais sans effet sur le système nerveux central. Dans les suppléments diététiques, c'est une alternative de l'éphédrine (dont l'utilisation dans une optique d'amincissement est interdite en France depuis 2003, en raison de ses effets indésirables) [4].

- Effets indésirables et toxicité

Aux doses thérapeutiques et selon l'usage traditionnel, il n'existe aucune précaution particulière à prendre vis-à-vis des préparations de bigaradier [4]. Toutefois, même aux doses recommandées et chez des sujets sains, il augmente le rythme cardiaque de plus de 10 par minute [9].

Selon un rapport des autorités sanitaires du Canada, ces effets peuvent même être « significatifs sur le plan hémodynamique ». En 18 mois, le ministère fédéral « Santé

Canada » a reçu 15 procès-verbaux d'effets cardio-vasculaires où l'oranger amer semble pouvoir être mis en cause ; 10 ont été considérés comme « graves », dont un infarctus du myocarde [9].

Avec les produits à base d'écorce censés favoriser la perte de poids, des cas de toxicité ont été rapportés. Là encore, il s'agit de troubles cardiovasculaires : augmentation de la tension artérielle, accélération de la fréquence cardiaque, vasoconstriction, infarctus du myocarde, accident vasculaire cérébral. Ils sont survenus après utilisation importante ou prolongée, en sachant que la caféine potentialise considérablement ces effets [4, 9].

Par précaution, les extraits de zeste d'orange sont déconseillés chez les jeunes enfants, la femme enceinte et celle qui allaite. Ils sont contre-indiqués en cas d'hypertension artérielle ou de troubles du rythme, de glaucome à angle fermé, d'adénome prostatique ou de traitement par un antidépresseur type IMAO [4].

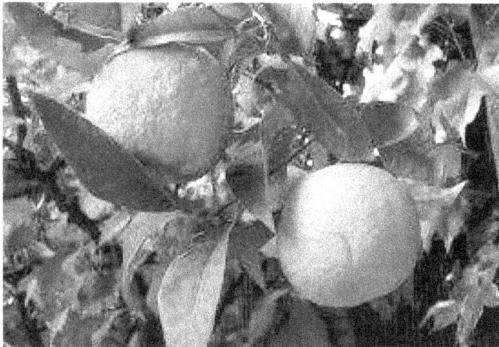

Citrus aurantium, le bigaradier.

B.13) La verveine blanche, Lippia alba

« Plante originaire des Départements d'Outre Mer, dont l'usage traditionnel est largement répandu dans les Caraïbes, la Martinique, la Guadeloupe, la Guyane (son nom créole « twa tass » signifie qu'il faut en boire trois tasses pour obtenir une bonne efficacité). Un travail important a été réalisé sur la phytochimie de la plante (…) » [3].

- Botanique

Famille des Verbénacées.

Noms vernaculaires principaux : verveine blanche, twa tass, té karayib, brisée, mélisse de calme, quintonine, thé d'Amérique, sauge du Brésil, colic mint… [18, 30].

Inscrite à la pharmacopée française, $X^{\grave{e}}$ édition [1].

Partie utilisée : les feuilles [1].

Description : arbuste aux branches quadrangulaires, qui peut atteindre 1,70 m de haut. Les feuilles sont membraneuses, pubescentes. Les branches sont de forme variable, qu'elles soient cunéiformes ou avec une bordure crénelée. Les feuilles sont blanches ou roses. Le fruit se compose de deux noyaux indéhiscents[11], chacun contenant une graine brune.

- Usages traditionnels

Le résumé de multiples études ethno pharmacologiques montre que la verveine blanche est utilisée dans quatre indications principales : troubles digestifs, respiratoires, cardio-vasculaires et traitement sédatif (il faut en boire trois tasses avant de s'endormir) [18].

- Composition chimique

L'huile essentielle existe sous forme de sept chémotypes.

---

[11] Indéhiscent : qui ne s'ouvre pas spontanément à l'époque de la maturité.

Les principaux composés non volatiles sont des iridoides, des phényléthanoides, des flavones glycosides et des biflavonoides [18].

- Propriétés pharmacologiques

In vitro, les actions anti-bactériennes et anti-fongiques ont été les plus explorées : elles sont à large spectre.

Les effets anti-viraux, antalgiques et neuro-sédatifs demandent plus ample confirmation, à la fois biologique et clinique.

Les indications digestives et respiratoires sont à étudier plus en profondeur et aux doses adéquates. D'autant que les extraits présentent une grande variabilité chimique [18].

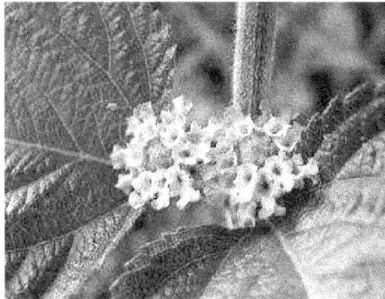

Lippia alba, la verveine blanche.

V. LES PATHOLOGIES TRAITEES

Si notre étude ne mentionnait qu'un très petit nombre de pathologies, « la population a toujours recours aux plantes pour se soigner ». Elle le fait pour prévenir et traiter beaucoup de maladies, mais dans un cadre conceptuel spécifique [22].

A) <u>La conception médicale créole</u>

La médecine créole est holistique. Elle demeure empreinte d'une dimension où se mêlent « doctrine des signatures », magie, religion et néo-hippocratisme.

Nous avons déjà mentionné la « théorie des signatures » : les feuilles rouges de l'herbe à tension la font recommander pour améliorer la circulation sanguine.

Autre composante locale, les rituels magico-religieux : casser une feuille en trois évoque la Sainte Trinité ; en même temps que certaines médications, on récite des neuvaines aux saints « spécialistes » ; les tisanes sont prises pendant un nombre de jours impair (en règle, sept ou neuf), le chiffre 7 symbolisant les sept jours de la Création. Les bains de simples permettent de chasser les mauvais esprits ou la « malice » jetée par un sort. Une pathologie est considérée comme surnaturelle si ses symptômes persistent en dépit du traitement, qu'il soit « moderne » ou « traditionnel » ; si elle se chronicise, ou si la maladie n'obéit pas à la logique du « chaud et froid » [22, 23].

En effet, le système de croyances caribéennes s'appuie sur une conception néo-hippocratique, dérivée des anciennes théories des « humeurs » : la bonne santé repose sur la régulation, par le sang, d'un équilibre subtil entre « le chaud et le froid ».

S'il est rompu, par suite d'une imprudence, la maladie se déclenche : travailler au soleil provoquera une « inflammation », un excès de sang chaud sera cause d'hypertension ; un coup de froid occasionnera une grippe, de la fièvre ou des affections respiratoires ; on ne doit manger ni banane ni ananas en fin de journée, période à laquelle l'organisme est « le plus chaud ».

La plupart des remèdes créoles visent à maintenir ou restaurer cet équilibre chaud-froid. Une « maladie du froid » sera traitée par un végétal qui réchauffe, et une « maladie du chaud » par un remède qui rafraîchit [22, 23].

On retrouve cette logique pour expliquer les diverses pathologies. Nous évoquerons les plus spécifiques à la médecine populaire des Antilles.

B) Quelques pathologies créoles

Parmi les maladies créoles particulières figurent « les inflammations », « les imprudences et les pleurésies », « les flum », « la blesse », « les infections du sang ».

B.1) L'inflammation

Le terme « inflammation » s'applique à un ensemble de symptômes liés à un excès de chaleur. Ainsi, le travail au soleil rend le sang chaud : on recommande d'éviter une exposition prolongée au soleil, surtout durant le carême.

L'excès de chaleur induit une « inflammation » localisée, aussi bien interne (pharyngite, brûlures abdominales, leucorrhée) qu'externe (rougeur et brûlures cutanées).

Lors d'une inflammation, on considère que le sang est sale : des tisanes rafraîchissantes le nettoieront de ses impuretés [22, 23].

B.2) Les imprudences et les pleurésies

A l'inverse, le passage de l'état chaud à froid est appelé une « imprudence ».

Elle peut être due à un courant d'air frais, ou à l'ingestion d'un aliment froid alors que le corps est chaud.

Il en résulte une sensation de froid, suivie de frissons et de fièvre : « le sang se tourne en eau et ne réchauffe plus le corps ». Le traitement repose sur la prise de thés réchauffants pour augmenter la sudation et « faire sortir l'eau en excès ».

Les atteintes plus graves, parfois létales, sont des « pleurésies », qui touchent en premier lieu les poumons : « l'eau rentre dans les poumons, il faut la faire sortir » [22, 23].

B.3) Les flum

Les flum correspondent à un encombrement bronchique lié à une expectoration difficile. Chez le nouveau-né, selon la description traditionnelle, « l'enfant a bu de l'eau pendant l'accouchement et il est né avec un râle ». L'asthme fait partie des flum.

Le traitement consiste à « faire rendre » les flum par des plantes appropriées, dont le bigaradier, Citrus aurantium [22, 23].

B.4) La blesse

La blesse, « blès » (du verbe « blesser ») est un syndrome créole. Surtout décrit chez le jeune enfant, il est difficile à traduire en termes médicaux occidentaux.

Chez les jeunes enfants, la blesse est provoquée par un mouvement brutal, une chute, un coup, mais le diagnostic peut n'être porté que des années plus tard.

Une anorexie, des indigestions, des vomissements ou des douleurs dorsales peuvent être les signes d'une blesse.

Chez les adultes, elle est due à un effort violent, comme celui de soulever une charge trop lourde. On parle de « forcement de l'estomac » (en créole, l'estomac est le plexus solaire). Les signes d'appel peuvent être des côtes enfoncées ou fracturées, une fièvre élevée, parfois de la tachycardie. La maladie est décrite comme un désordre des organes, qui peut être mortel, et face auquel la médecine moderne est impuissante.

Le traitement couple tisanes rafraîchissantes (notamment d'herbe charpentier, Justicia pectoralis Jacq.) et cataplasmes [22, 23].

B.5) Les infections du sang

Dans la conception créole, le sang peut devenir « sale » après une inflammation mal soignée, une blessure ou par suite d'une alimentation déséquilibrée (comme ingérer trop de mangues ou d'avocats).

Le « sang sale » serait l'origine d'affections cutanées, de rhumatismes, d'hypertension artérielle, de troubles hépato-biliaires [23].

VI. EFFETS SECONDAIRES ET INTERACTIONS PHYTOTHERAPIE-ALLOPATHIE

La phytothérapie est considérée, à tort, comme une médecine « naturelle » sans risque [7, 10, 25, 36], qu'elle soit utilisée en monothérapie ou associée à l'allopathie.

A) Les effets secondaires

Les plantes médicinales ne rentrent pas dans le cadre des protocoles habituels de pharmacologie, avec isolement d'un principe actif puis essais cliniques. Leur usage est répandu parfois depuis des siècles, selon une méthode empirique essai-erreur, et elles sont fréquemment associées [32]. Leur complexité chimique est source de difficultés : contrairement aux traitements conventionnels, leurs composants peuvent se chiffrer par centaines, ou ne pas avoir été identifiés.

Rares sont les simples dont on connaît les constituants responsables de l'activité pharmacologique. Sans omettre les questions de variabilité des lots, de dosage adéquat, de pureté, de qualité, de stabilité chimique et des constituants actifs. Dans le cadre de la pharmacovigilance, il est donc difficile d'établir quel ingrédient de la préparation, et a fortiori quel composé chimique, est en cause [6, 32].

Dès 2002, l'O.M.S. indiquait : « Les systèmes nationaux de surveillance et d'évaluation des événements défavorables sont rares. En conséquence, bien que de nombreuses thérapies de médecine traditionnelle soient prometteuses et de plus en plus utilisées, un grand nombre ne sont pas testées et leur usage n'est pas surveillé. De ce fait, la connaissance de leurs effets secondaires possibles est limitée » [26]. C'est le cas de la phytothérapie créole.

La littérature est pauvre sur ses effets secondaires, en monothérapie.

Dans notre enquête de terrain, 15% des 65 patients rapportaient des effets indésirables, bénins, hormis une poussée hypertensive.

A Trinidad, 6% des 265 patients ont constaté des effets secondaires, principalement gastro-intestinaux, mais aucun ne concerne les plantes de notre échantillon [7].

En Martinique, excepté les plantes caribéennes dont la toxicité est connue, elles sont consommées sans restriction par les parturientes [23], alors que les trois de notre étude n'en prenaient pas, par mesure de précaution.

B) <u>Les interactions phytothérapie-allopathie</u>

Etant vécue comme sans danger, la phytothérapie est volontiers couplée aux traitements conventionnels : c'est le cas chez 16% des patients aux Etats-Unis [20] et 30,6% à Trinidad [7]. Or, des interactions existent entre l'allopathie et les végétaux, en augmentation forte et rapide. Elles restent peu fréquentes, comparées aux interactions médicamenteuses [36] : à la Jamaïque[12] 1,7% des patients (6 sur 399) [10] et à Trinidad 1,1% (3 patients sur 265) [7].

Cette apparente rareté tient à plusieurs raisons : les patients peuvent ne pas informer leur médecin qu'ils utilisent des herbes médicinales, par crainte d'être désapprouvés, et/ou parce qu'ils estiment les simples sans risque, ou parce qu'ils n'établissent pas de lien de cause à effet ; une interaction peut ne pas être reconnue comme telle, et n'être signalée que lorsqu'elle est « grave » [36].

Les interactions plantes-médicaments suivent les mêmes mécanismes que celles entre les drogues allopathiques. La pharmacocinétique a été largement étudiée, in vitro et in vivo : la prise simultanée de plantes est responsable de changements de concentration des médicaments, attribuables à l'induction, ou à l'inhibition, d'enzymes

---

[12] Jamaïque : île de la mer des Caraïbes, située au sud de Cuba. C'est un état indépendant, faisant partie des « Grandes Antilles ».
Source http://fr.wikipedia.org/wiki/Jama%C3%AFque

(en particulier le cytochrome P450) et/ou de transporteurs de drogues telles que la glycoprotéine P [20].

Ainsi, le jus de pamplemousse interagit avec des statines, des inhibiteurs calciques, des anti-arythmiques et des immunosuppresseurs. Il inhibe leur métabolisme intestinal, par interaction au niveau du cytochrome P450 intestinal. Il élève leur concentration sérique, d'où risque de surdosage. Un verre suffit pour causer des effets indésirables, liés au surdosage : rhabdomyolise avec des classes de statines, troubles du rythme cardiaque avec l'amiodarone [25].

Certaines interactions peuvent mettre en jeu le pronostic vital. Elles concernent alors quasi-exclusivement l'association de millepertuis (Hypericum perforatum) avec la cyclosporine, des anticoagulants, la digoxine, des antidépresseurs et des inhibiteurs de la protéase [36]. Aucune des plantes de notre travail n'a été retrouvée dans la littérature, comme pouvant être incriminée dans des interactions avec l'allopathie.

Elles atteignent essentiellement l'appareil cardio-vasculaire, le système nerveux central et l'immunité [36]. Les végétaux sont volontiers consommés sur une longue période, ce qui augmente le risque d'induction enzymatique ou d'un autre mécanisme d'interaction [36].

Les médecins généralistes doivent questionner régulièrement tous les patients sur la prise de plantes médicinales. En particulier les sujets fragiles, vu l'existence de toxicité et d'interactions médicamenteuses. Un emploi des simples doit également être évoqué devant une difficulté à équilibrer un traitement, une insuffisance hépatique ou rénale inexpliquée [25].

Potentiellement, beaucoup d'herbes médicinales peuvent être impliquées, ce qui devrait conduire à de nouvelles recherches. La question de leur financement reste posée, dans la mesure où l'industrie pharmaceutique ne souhaite pas le prendre en charge [20].

Enfin, dans une enquête au Royaume-Uni [24], on demandait à 120 personnes de réagir face à un scénario : dans l'hypothèse où se déclarerait un effet secondaire lié à une prise de plante, plus de 50% de l'échantillon a indiqué qu'il ne consulterait pas son médecin généraliste.

VII. L'INFORMATION DES PATIENTS ET DES MEDECINS

Ces interactions entre phytothérapie et allopathie mettent en lumière des lacunes dans l'information à la fois des patients et des praticiens.

A) <u>Le manque d'information des patients</u>

Dans l'imaginaire populaire, les plantes médicinales sont « naturelles », sans danger : elles peuvent être consommées sans précaution. Ce point de vue est renforcé quand elles proviennent de l'officine, en tant que produit-conseil. Ce qui, aux Antilles, est le cas d'une infime minorité des simples caribéens. Les herbes « sont vues comme ayant moins tendance à générer des effets secondaires, à interagir avec d'autres traitements ou à induire une dépendance » [24].

Une enquête à la Jamaïque[13] a interrogé 288 patients couplant phytothérapie et allopathie. Pour expliquer cette association, ils mettent en avant l'absence de risque (94%), suivie par l'insuffisance d'efficacité du médicament allopathique employé seul (71%). Viennent ensuite une guérison plus rapide, les effets secondaires induits par le traitement conventionnel, le coût de l'allopathie [10].

Ce dernier paramètre économique n'intervient pas en France, étant donné notre système de couverture sociale. On signalera, que hors « jardin créole », le budget mensuel en Guadeloupe, pour la plupart des végétaux, est en moyenne de 20 euros (enquête personnelle).

La croyance en l'innocuité des plantes médicinales, y compris associées à des traitements conventionnels, a une conséquence pratique : les patients ont besoin d'une information fiable sur les contre-indications, les risques éventuels et les bénéfices de la phytothérapie, si l'on souhaite qu'ils l'utilisent avec efficacité et sécurité.

Les éclairer repose sur une recherche scientifique à jour sur la plante incriminée [24].

B) <u>Le manque d'information des médecins</u>

De leur côté, les médecins sont trop rarement tenus au courant de la prise concomitante de plantes médicinales.

Selon les études, les patients ne la divulguent que dans 14% (Royaume-Uni, [24]), 18% (Jamaïque, [10]), et 24% des cas (Trinidad, [7]). Pourtant, sur 376 sujets américains,

---

[13] La Jamaïque : île de la mer des Caraïbes, située au sud de Cuba. Cet état indépendant est l'une des « Grandes Antilles ».
Source http://fr.wikipedia.org/wiki/Jama%C3%AFque

89% étaient d'accord avec l'affirmation « vous devriez informer votre praticien si vous prenez de la phytothérapie » [24].

Les médecins auraient donc intérêt à demander systématiquement à un patient s'il est ou non utilisateur d'herbes médicinales. C'est loin d'être encore le cas, puisqu'à peine plus d'un praticien sur deux s'en enquiert lors de la rédaction du dossier médical, en tout cas à Trinidad [8, 10].

Dossier dans lequel les professionnels de santé ne mentionnent que rarement le recours à la phytothérapie [6]. Le pourcentage de patients auxquels les médecins ont demandé s'ils se soignaient par les plantes est de 11,3% à la Jamaïque [10] et de 27,6% à Trinidad [7].

Autre lacune dans la documentation des soignants, les travaux sur les simples caraïbes : « La grande majorité des substances utilisées en médecine traditionnelle reste encore peu étudiée, voire inconnue. Les études déjà menées devraient se traduire par un retour d'informations, précisant les modalités d'utilisation et notamment les risques de toxicité, à l'instar du programme TRAMIL » [29].

La conclusion dégagée à Trinidad est généralisable : « Nous sommes favorables à ce que soient réalisées des études contrôlées en double aveugle, pour établir les profils d'efficacité et de sécurité des plantes caraïbes » [7].

VIII. RECOMMANDATION ET CONNAISSANCE DE LA PHYTOTHERAPIE PAR LES MEDECINS

A ce stade, nous avons souhaité aborder deux sujets plus généraux : existe-t-il des critères qui permettent de prédire si un praticien va recommander l'usage des plantes ? Au sein du corps médical, quel est le niveau d'acceptation et de connaissance de la phytothérapie ?

A) Critères de prédiction de phytothérapie par le médecin

Le taux de pratique de la phytothérapie varie considérablement selon les pays et les cultures : 0% en Ecosse, 2% à Auckland (Nouvelle Zélande), 3,6% à 23% aux Etats-Unis, 78% à Kassel (Allemagne) [5].

Aziz [5], s'est entretenu en face-à-face, avec 206 médecins d'un hôpital universitaire de Kuala-Lumpur (Malaisie) pour tenter de déterminer quels critères permettent de prédire l'attitude favorable d'un praticien vis-à-vis du recours aux simples. Dans son étude, 19% des médecins recommandaient les plantes médicinales à leurs patients.

Les paramètres favorables à la prescription d'herbes médicinales étaient l'usage à titre personnel, un intérêt pour la phytothérapie et son enseignement, et une solide formation en médecine conventionnelle. Ce dernier facteur constitue une surprise. Peut-être « les praticiens à haut niveau de formation classique sont-ils plus tolérants face à l'incertitude et plus enclins à s'ouvrir à de nouvelles approches ? ».

Ces résultats ne concernent qu'un Centre Hospitalier Universitaire malais, en milieu urbain, et on se gardera de toute extrapolation [5].

B) <u>Un hiatus entre acceptation et connaissance</u>

Même prudence quant à la généralisation de l'étude suivante, menée à Trinidad. Son objectif était de déterminer le niveau d'acceptation (ou d'attitude favorable) de la phytothérapie, chez des médecins d'hôpitaux publics [8].

Sur les 192 praticiens interrogés, 73 d'entre eux (39,1%) en rejetaient l'usage, avant tout à cause de la maigre information scientifique disponible : il n'y avait pas suffisamment de travaux cliniques montrant le caractère efficace et sans risque des plantes dans un encadrement thérapeutique.

La plupart des 192 (60,4%) estimaient que les remèdes à base de simples étaient bénéfiques pour la santé ; 78 médecins (40,6%) y avaient eu recours dans le passé et plus des trois quarts étaient satisfaits des résultats ; sur les 52 (27,1%) qui continuaient à recommander la phytothérapie à leurs patients, seulement 29 (15,1%) étaient en mesure de citer au moins une interaction plante-médicament.

On en déduit que l'acceptation des simples est élevée, mais leur connaissance médiocre. Les auteurs recommandent une formation des médecins, pour diminuer ce hiatus entre l'attitude positive et leur savoir. L'intégration de la phytothérapie dans le cursus médical et l'accès à des pharmacopées de qualité seraient des instruments précieux pour améliorer la communication avec les patients [8].

En France, la situation est assez voisine [25].

Depuis 1946, la phytothérapie est absente du cursus des études médicales.

Nous avons vu qu'en Lorraine (en 1994), sur 1000 médecins généralistes, un sur deux prescrivait de la phytothérapie, 47% l'estimant « très efficace » ou « plutôt efficace ».

Près de la moitié des médecins jugeaient la formation actuelle insuffisante : 60% d'entre eux souhaitaient une formation complémentaire, sous forme d'enseignement à la faculté de médecine pour la majorité.

Actuellement, pour la plupart des prescripteurs, l'acquisition des connaissances se fait de façon autodidacte, sous forme de séminaires et par lecture d'articles.

Rares sont les Diplômes et les formations continues Universitaires en phytothérapie, et il n'existe plus de Diplôme Universitaire aux Antilles-Guyane.

IX. ASPECTS LEGAUX

Les simples créoles peuvent être obtenus de différentes manières. Les officines sont les garants d'une qualité optimale, mais le cadre légal aboutit à un paradoxe français.

A) La Pharmacopée française

En France, le code de la santé publique stipule que la vente des végétaux médicinaux est le monopole du pharmacien, sauf une liste de plantes (fixée par décret) en vente libre, à condition de ne pas comporter d'indication thérapeutique [29].

Un pharmacien d'officine, pour délivrer des plantes (ou des préparations magistrales qui en comportent), doit se référer à la pharmacopée française et/ou européenne.

La Pharmacopée est un ouvrage réglementaire destiné aux professionnels de santé. Elle définit notamment les critères de pureté des matières premières ou des préparations entrant dans la fabrication des médicaments et les méthodes pour les contrôler. L'ensemble des critères permettant d'assurer une qualité optimale est regroupé et publié sous forme de monographies. Le rôle de la Pharmacopée est de participer à la protection de la santé publique (…) Ses normes font autorité pour toute substance y figurant ; elle constitue un référentiel scientifique régulièrement mis à jour [2].

Dans notre pays, « la Pharmacopée comprend les textes de la Pharmacopée européenne directement applicables en France et de la Pharmacopée française. Cette dernière est désormais constituée des seuls textes strictement nationaux applicables par voie d'arrêtés ministériels publiés au Journal Officiel de la République Française. La Pharmacopée française est constituée de textes ne figurant pas dans la Pharmacopée européenne ». Elle en est à sa X^e édition [1, 2].

La Pharmacopée française comporte une liste des plantes médicinales divisée en deux parties :
- celles utilisées traditionnellement en allopathie, et pour certaines en homéopathie
- celles dont les effets indésirables potentiels sont supérieurs au bénéfice attendu : ces plantes médicinales ne sont utilisables qu'en homéopathie [3, 25].
L'Agence Française de Sécurité SAnitaire des Produits de Santé (l'AFSSAPS) est habilitée à évaluer les qualités pharmacologiques et toxicologiques des espèces de la Pharmacopée française. La majorité de ses experts sont des pharmacologues [31].

B) <u>Le paradoxe français</u>

La Pharmacopée française a vu le jour durant la période d'esclavage. A cette époque, les colons blancs, de peur d'être empoisonnés, avaient interdit aux noirs toute pratique médicale. Aucune espèce botanique des Antilles ne fut officiellement reconnue pour ses vertus thérapeutiques [19]. Depuis, les changements ont été modestes : « La X$^{\grave{e}}$ édition de la Pharmacopée française comprend seulement 21 plantes d'Outre-Mer, sur un total de 535 plantes, dont les deux récemment inscrites (…) » [29].

Seuls les végétaux inscrits à la Pharmacopée française peuvent être légalement vendus en officine. On aboutit à ce paradoxe : compte tenu que la majorité des simples créoles n'est pas inscrite dans la Pharmacopée française, un pharmacien d'officine d'Outre-Mer ne peut pratiquement pas délivrer de plantes de sa propre région. Soumis au code de la santé publique, les habitants des territoires d'Outre-Mer français sont dans l'impossibilité d'utiliser leur patrimoine végétal aussi librement que leurs voisins caribéens. L'approvisionnement en herbes médicinales créoles se fait principalement en dehors du système de soins et sans la garantie de qualité pharmaceutique.

CONCLUSIONS

De nos jours, l'Organisation Mondiale de la Santé (O.M.S.) estime que quatre milliards de personnes (80% de la population mondiale) utilisent des plantes pour leur santé. Mise en place en 2002, sa stratégie pour la Médecine Traditionnelle, s'articule autour de quatre axes : intégrer les médecines traditionnelles aux systèmes nationaux de santé ; en promouvoir l'innocuité, l'efficacité et la qualité ; faciliter leur accès aux populations démunies ; encourager l'usage rationnel des pratiques traditionnelles [26].

Notre travail a porté sur l'utilisation de la phytothérapie en Guadeloupe. Du 1er décembre 2009 au 1er février 2010, nous avons interrogé 65 patients originaires de Guadeloupe et 55 médecins généralistes de Guadeloupe. En dépit de ses très nombreux biais, notre étude a prouvé l'attachement aux valeurs, aux mœurs et aux coutumes locales. Elle a mis en évidence une importante consommation des plantes médicinales, non prises en charge par la Sécurité Sociale. La phytothérapie traditionnelle est largement utilisée, par les soignants comme par les patients. C'est également le cas à Trinidad, où 86% des consultants y ont recours et 40% des médecins du secteur public sont (ou ont été) prescripteurs.

En première intention, la thérapeutique par les végétaux était choisie après l'allopathie ou en tant que traitement adjuvant. Si l'allopathie se montrait insuffisante, elle pouvait servir de traitement de substitution.

Dans le cadre de la consultation en Guadeloupe, la phytothérapie est prescrite selon un mode précis et particulier : un consentement oral du médecin, sans assentiment écrit. Les modalités de préparation sont spécifiques (infusion, décoction, macération), ils ne permettent pas de dosage exact et reproductible des principes actifs. Les médecins généralistes adeptes de la phytothérapie caribéenne sont à 75% créoles, et tous à orientation particulière (homéopathie ou acupuncture).

La médecine traditionnelle des Antilles reste empreinte d'une dimension où se mêlent « théorie des signatures », magie, religion et néo-hippocratisme. Le système de représentation du corps et la classification des pathologies reposent sur un équilibre subtil entre « le chaud et le froid ». La phytothérapie se transmet oralement de génération en génération, de famille en famille, ce qui en fait un savoir occulte.

Dans l'imaginaire populaire, les plantes médicinales sont considérées comme « naturelles », par conséquent sans danger, y compris couplées à l'allopathie.

C'est la première raison pour expliquer que les patients n'informent que rarement les médecins de la prise concomitante d'herbes médicinales : ils sont 14% au Royaume-Uni, 18% à la Jamaïque, 24% à Trinidad, et 40% dans notre étude.

Dans notre enquête de terrain, 15% des 65 patients signalaient des effets indésirables, bénins, hormis une poussée hypertensive, alors qu'aucun praticien n'en avait rencontré.

A Trinidad, 6% des 265 patients ont constaté des effets secondaires, essentiellement gastro-intestinaux, mais aucun des végétaux de notre échantillon n'est en cause.

Les interactions entre allopathie et phytothérapie, sont en augmentation forte et rapide. Elles restent rares, comparées aux interactions entre médicaments conventionnels : à la Jamaïque seulement 1,7% et à Trinidad 1,1% des patients. Aucune des plantes de notre travail n'a été retrouvée dans la littérature, comme pouvant être incriminée dans des interactions avec l'allopathie.

La croyance en l'innocuité des herbes médicinales a des conséquences pratiques, pour les patients et pour les praticiens.

Les patients ont besoin d'obtenir des informations fiables sur les effets secondaires, les risques et les bénéfices de la phytothérapie.

Les médecins doivent les questionner systématiquement sur l'utilisation des plantes médicinales. Pour être en mesure d'exploiter les réponses, encore faudrait-il qu'ils disposent d'une documentation adéquate. Ce qui supposerait que la phytothérapie fasse à nouveau partie du cursus médical, avec un enseignement optionnel des plantes créoles.

L'ultime domaine à développer est la réalisation d'études contrôlées de qualité sur les plantes caribéennes.

Celles-ci constituent un marché en pleine expansion.

Avec le paradoxe suivant : étant donné que la quasi totalité des plantes caribéennes n'est pas inscrite à la Pharmacopée française, un pharmacien d'officine d'Outre-Mer ne peut délivrer légalement qu'une vingtaine de simples de sa région.

Néanmoins, leur culture pourrait représenter une opportunité agricole et une ouverture économique pour les Antilles.

Pour notre part, nous pensons participer à la pérennisation et à la diffusion des simples créoles. Les prescrire, c'est rejoindre, comprendre et approuver une communauté dans ses habitudes. C'est lui permettre de continuer à exister avec toutes ses spécificités.

BIBLIOGRAPHIE

1. Agence Française de Sécurité SAnitaire des Produits de Santé (AFSSAPS). Pharmacopée Française, $X^{è}$ édition. Liste des plantes médicinales, 2009, 110 pages.

2. Agence Française de Sécurité SAnitaire des Produits de Santé (AFSSAPS). Qu'est-ce que la Pharmacopée ?

    http://www.afssaps.fr/Activites/Pharmacopee/Qu-est-ce-que-la-Pharmacopee/%28offset%29/0

3. Agence Française de Sécurité SAnitaire des Produits de Santé (AFSSAPS). Que trouver dans la Pharmacopée ?

    http://www.afssaps.fr/Activites/Pharmacopee/Que-trouver-dans-la-Pharmacopee-francaise/%28offset%29/2

4. Allais D. L'oranger amer ou bigaradier. *Actual Pharm* 2009;488:47-49.

5. Aziz Z. Herbal medicines: predictors of recommendation by physicians. *J Clin Pharm Ther* 2004;29:241-246.

6. Barnes J. Pharmacovigilance of Herbal Medicines: a UK perspective. *Drug Saf* 2003; 26(12):829-851.

7. Clement YN, Morton-Gittens J, Basdeo L, Blades A, Francis MJ, Gomes N, Janjua M, Singh A. Perceived efficacy of herbal remedies by users accessing primary healthcare in Trinidad. *BMC Complement Altern Med* 2007;7:7-16.

8. Clement YN, Williams AF, Khan K, Bernard T, Bhola S, Fortuné M, Medupe O, Nagee K, Seaforth CE. A gap between acceptance and knowledge of herbal remedies by physicians: the need for educational intervention. *BMC Complement Altern Med* 2005;18:5-20.

9. Cohen PA, Ernst E. Safety of Herbal Supplements: A Guide for Cardiologists. *Cardiovasc Ther* 2010;28:246-253.

10. Delgoda R, Younger N, Barrett C, Braithwaite J, Davis D. The prevalence of herbs use in conjunction with conventional medicines in Jamaica. *Complement Ther Med* 2010;18:13-20.

11. Eymeri JC. Histoire de la médecine aux Antilles et en Guyane. Paris : L'Harmattan, 1992, 296 pages.

12. Feily A, Namazi MR. Aloe vera in dermatology: A brief review. *G Ital Dermatol Venereol* 2009;144:1;85-91.

13. Gossell-Williams M, Simon OR, West ME. The Past and Present Use of Plants for Medicines. *West Indian Med J* 2006;55:217-218.

14. Gros-Désormeaux G, Agarta, la Santé Caraïbe.

http://agarta972.eu/lesplantes.html

15. Haskell CF, Kennedy DO, Wesnes KA, Scholey AB. Improved cognitive performance in human volunteers following administration of guarana (Paullinia cupana) extract: comparison and interaction with Panax ginseng. *Pharmacol Biochem Behav* 2004;79:401-411.

16. Haskell CF, Kennedy DO, Wesnes KA, Milne AL, Scholey AB. A double-blind, placebo-controlled, multi-dose evaluation of the acute behavioural effects of guaraná in humans. *J Psychopharmacol* 2007;21:65-70.

17. Helene-Pelage J. *Peperomia pellucida L.* 40 pages. Mémoire de phytothérapie. Université Antilles-Guyane : 2004.

18. Hennebelle T, Sahpaz S, Joseph H, Bailleul F. Ethnopharmacology of Lippia alba. *J Ethnopharmacol* 2008;116:211-222.

19. Hennebelle T, Weniger B, Joseph H, Sahpaz S, Bailleul F. Senna alata. *Fitoterapia* 2009;80:385-393.

20. Izzo A. Herb-drug interactions: an overview of the clinical evidence. *Fundam Clin Pharmacol* 2004;19:1-16.

21. Khorasani G, Hosseinimehr SJ, Azadbakht M, Zamani A, Mahadavi MR. Aloe Versus Silver Sulfadiazine Creams for Second-Degree Burns: A Randomized Controlled Study. *Surg Today* 2009;39:587-591.

22. Longuefosse JL. Guide de la phytothérapie créole : Bien se soigner par les plantes créoles. Ed. Orphie, 2006, 371 pages.

23. Longuefosse JL, Nossin E. Medical ethnobotany survey in Martinique. *J Ethnopharmacol* 1996;53:117-142.

24. Lynch N, Berry D. Differences in perceived risks and benefits of herbal, over-the-counter conventional, and prescribed conventional, medicines, and the implications of this for the safe and effective use of herbal products. *Complement Ther Med* 2007;15:84-91.

25. Narbey Marion. *Place de la phytothérapie dans la prescription des médecins généralistes: exemples d'Hypericum perforatum L. et de Valeriana officinalis L.* 74 pages. Thèse d'exercice : Médecine. Nancy : 2007, Support : internet.
http://www.bium.univ-paris5.fr/theses_pdf/SCDMED_T_2007_NARBEY_FODERE_MARION.pdf

26. Organisation Mondiale de la Santé 2002. Stratégie de l'O.M.S. pour la Médecine Traditionnelle pour 2002-2005.
http://whqlibdoc.who.int/hq/2002/WHO_EDM_TRM_2002.1_fre.pdf

88

27. Ouensenga C. Plantes Médicinales et Remèdes créoles, tome I. Fort-de-France : Désormeaux, 1983, 175 pages.

28. Surjushe A, Vasani R, Saple DG. Aloe vera: A short review. *Indian J Dermatol* 2008; 53(4):163-166.

29. Tanas M, Frad JA. Guredrat JP, Horry P. A propos de plantes médicinales. Conservatoire botanique des Antilles Françaises. *Lobelia N° 5*, 4e trimestre 2005.
http://www.cbaf-martinique.com/composants/lobelia/lobelia_5.pdf

30. Tela Botanica. Réseau des botanistes francophones. Base e-flore/Guadeloupe-Martinique.
http://www.tela-botanica.org/site:6

31. Teres P, Guillemont S, Noullet M, Delarque C, Sergio C. Actes de la Conférence : Quel avenir pour la filière des plantes médicinales en France ? (« Historique et présentation de la filière des plantes médicinales » ; « Plantes Aromatiques et Médicinales en France : Usages, Ethique et Réglementation »), 27 septembre 2007 - Université des Sciences et Techniques de Montpellier.
http://www.tela-botanica.org/page:avenir_filiere_plantes-medicinales

32. Tilburt JC, Kaptchuk TJ. Herbal medicine research and global health: an ethical analysis. *Bulletin of the World Health Organization* 2008;86:594-599.

33. TRAMIL (TRAditional Medicine for the IsLands), site de la pharmacopée des plantes médicinales des Caraïbes, base de données.

http://www.funredes.org/tramil/francais/

34. Weniger B. Interest and Limitation of a global ethnopharmacological survey. *J Ethnopharmacol* 1991;32:37-41.

35. Wikipedia, Guarana.

http://fr.wikipedia.org/wiki/Guarana

36. Williamson EM. Drug Interactions Between Herbal and Prescription Medicines. *Drug Saf* 2003;26(15):1075-1092.

SOURCES DES ILLUSTRATIONS

Figure 12 : carte des zones caribéennes.
http://www.caraibes-mamanthe.org/histoire/geo_politique.htm

Peperomia pellucida, herbe à couresse
http://catherine-cassilde.over-blog.com/article-o-garden-pharmacie-les-mauvaises-herbes-1-2-40608053.html

Justicia secunda Vahl, l'herbe à tension
http://www.bium.univ-paris5.fr/sbf/diaporamas/guadeloupe2008/6%20-%20Troisi%C3%A8me%20chute%20de%20Carbet%20-%20Ravine%20Blondeau/index.html

Capraria biflora L, le thé pays
http://www.bium.univ-paris5.fr/sbf/diaporamas/guadeloupe2008/3%20-%20Petite%20Terre/slides/55%20-%20Capraria%20biflora%20L.%20Scrophulariaceae.html

Alpinia zerumbet, l'à-tous-maux
http://www.visoflora.com/photos-nature/alpinia-zerumbet_5.html?xtref=http://www.google.fr/imgres?imgurl=http://www.visoflora.com/images/original/alpinia-zerumbet-visoflora-3398.jpg$imgrefurl=http://www.visoflora.com/photos-nature/alpinia-zerumbet_5.html$usg=__9VNS0gzGLbyE9ck3HG5z2J2qCrk=$h=768$w=1024$sz=233$hl=fr$start=18$sig2=xevURvol1sqDc_JkQBjTiw$zoom=1$um=1$itbs=1$tbnid=7S6ouCHOLmtLMM:$tbnh=113$tbnw=150$prev=/images%3Fq%3DAlpinia%2Bzerumbet%26um%3D1%26hl%3Dfr%26safe%3Doff%26client%3Dfirefox-a%26sa%3DX%26rls%3Dorg.mozilla:fr:official%26tbs%3Disch:1$ei=JP_5TMqfNI_qOaq7idoH

Cupania americana, le guarana
http://www.arbolesornamentales.es/Sapindaceae.htm

Orthosiphon aristatus (Blume) Miq, le thé de Java
http://pics.davesgarden.com/pics/2006/01/13/MotherNature4/9c2418.jpg

Senna alata, le dartrier
http://www.floridata.com/wallpaper/jpg/2008/Senna_alata800.jpg

Aloe vera, l'aloès
http://aloe-vera-fr.com/images/aloe-vera-plante.jpg

Crescentia cujete, le calebassier
http://www.visoflora.com/photos-nature/crescentia-
cujete.html?xref=http://www.google.fr/imgres?imgurl=http://www.visoflora.com/imag
es/original/crescentia-cujete-visoflora-
2928.jpg$imgrefurl=http://www.visoflora.com/photos-nature/crescentia-
cujete.html$usg=__BhkBIJeFNdBqI8lCuuoExsCkcKk=$h=1024$w=768$sz=306$hl=fr
$start=2$sig2=pD9lBMHJ3bU8pD7EUzPIzQ$zoom=1$um=1$itbs=1$tbnid=qOPeSeM
CzQpZoM:$tbnh=150$tbnw=113$prev=/images%3Fq%3DCrescentia%2Bcujete%26u
m%3D1%26hl%3Dfr%26safe%3Doff%26client%3Dfirefox-
a%26sa%3DN%26rls%3Dorg.mozilla:fr:official%26ndsp%3D21%26tbs%3Disch:1$ei
=OwT6TMasDoySOv-z_NQH

Justicia pectoralis Jacq., l'herbe charpentier
http://toptropicals.com/pics/garden/05/8/8572.jpg

Malpighia glabra L, l'acérolier
http://upload.wikimedia.org/wikipedia/commons/2/2b/Acerola_Malpighia_glabra.jpg

Citrus aurantium, le bigaradier
http://www.google.fr/imgres?imgurl=http://upload.wikimedia.org/wikipedia/commons/
2/2e/Citrus_aurantium.jpg&imgrefurl=http://commons.wikimedia.org/wiki/File:Citrus_
aurantium.jpg&usg=__K_UOKOIfe_tzwFFWctDJvAMo2ho=&h=1720&w=2580&sz=
813&hl=fr&start=6&sig2=_vP3wfo4vDCXAj2P1-L-
tw&zoom=1&um=1&itbs=1&tbnid=B2JjDnf4RTlXrM:&tbnh=100&tbnw=150&prev=/
images%3Fq%3Dcitrus%2Baurantium%26um%3D1%26hl%3Dfr%26safe%3Doff%26
client%3Dfirefox-
a%26sa%3DX%26rls%3Dorg.mozilla:fr:official%26tbs%3Disch:1&ei=nwf6TKnuLpG
WOrXpreMH

Lippia alba, la verveine blanche
http://farm1.static.flickr.com/81/270163708_f9c1284850.jpg

SERMENT D'HIPPOCRATE

Au moment d'être admis à exercer la médecine, en présence de mes maîtres de cette école et de mes condisciples, je promets et je jure d'être fidèle aux lois de l'honneur et de la probité.

Mon premier souci sera de rétablir, de préserver ou de promouvoir la santé dans tous ses éléments, physiques et mentaux, individuels et sociaux. Je respecterai toutes les personnes, leur autonomie et leur volonté, sans aucune discrimination selon leur état ou leurs convictions.
J'interviendrai pour les protéger si elles sont affaiblies, vulnérables ou menacées dans leur intégrité ou leur dignité.
Même sous la contrainte, je ne ferai pas usage de mes connaissances contre les lois de l'humanité.

J'informerai les patients des décisions envisagées, de leurs raisons et de leurs conséquences.
Je ne tromperai jamais leur confiance et n'exploiterai pas le pouvoir hérité des circonstances pour forcer leurs consciences.

Je donnerai mes soins à l'indigent et à quiconque me les demandera.
Je ne me laisserai influencer ni par la recherche du gain ni par la recherche de la gloire.

Admis dans l'intimité des personnes, je tairai les secrets qui me seront confiés.
Reçu à l'intérieur des maisons, je respecterai les secrets des foyers.
Et ma conduite ne servira pas à corrompre les mœurs.

Je ferai tout pour soulager les souffrances, sans acharnement.
Je ne provoquerai jamais la mort délibérément.
Je préserverai l'indépendance nécessaire à l'accomplissement de ma mission.
Que je sois modéré en tout, mais insatiable dans mon amour de la science.
Je n'entreprendrai rien qui dépasse mes compétences. Je les entretiendrai et les perfectionnerai pour assurer au mieux les services qui me seront demandés.

J'apporterai mon aide à mes confrères ainsi qu'à leurs familles dans l'adversité.
Que les hommes et mes confrères m'accordent leur estime si je suis fidèle à mes promesses.
Que je sois déshonoré et méprisé si j'y manque.

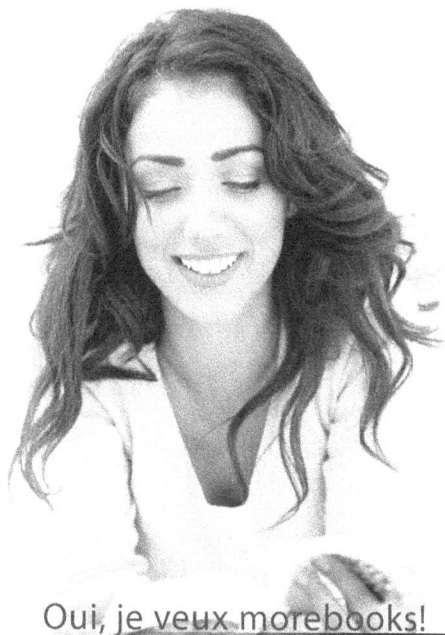

www.ingramcontent.com/pod-product-compliance
Lightning Source LLC
Chambersburg PA
CBHW021119210326
41598CB00017B/1505